性依存症の治療

暴走する性・彷徨う愛

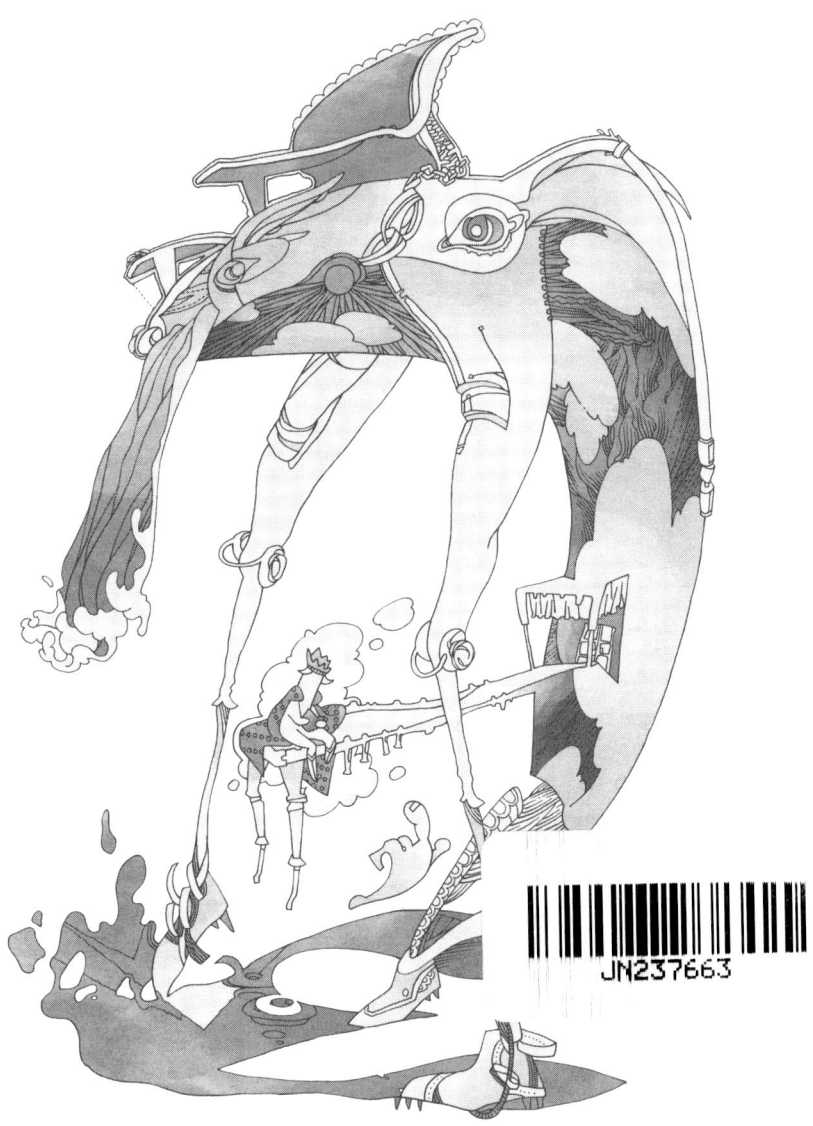

性依存症の治療

暴走する性・彷徨う愛

榎本 稔
Enomoto Minoru
（編著）

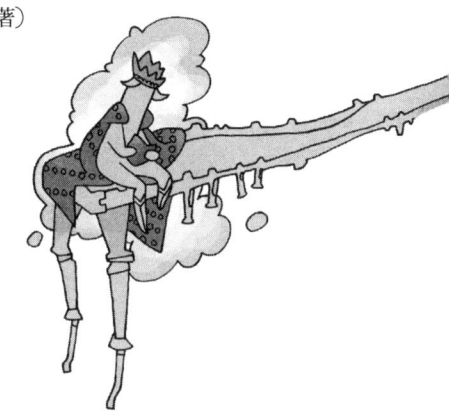

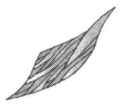

金剛出版

はじめに

―― 榎本　稔（榎本クリニック）

　性は心の問題であり，人格の問題であり，性とこころは深く結びついている。

　古代においては，性はむしろ「畏敬」の対象として肯定的な存在であった。また，神秘的な自然現象に対する人間の驚異と畏敬の念に発している宗教と同様に，生命の神秘も大きな驚きであり，生殖能力を表象する男根や女陰が性器崇拝信仰となり，生殖行為自体が神の創造の再現を意味するものであった。そして古今東西，人々は愛と性を求め，憧れ，愛と性のファンタジーに酔ってきている。

　愛と性の歴史をみると，ギリシャ神話や源氏物語にみられるエロスの愛は，自由奔放であり，豊かであり，愛と性を生きていた。何世紀もの間，人間は愛を美辞麗句で飾り立て，気高い愛という幕のうしろに，性（愛）を隠してきたが，宗教や道徳や既成の価値観やタブーから解き放たれた現代人に，戦後，豊かな経済状況と都市化のもと愛と性の革命が起きた。

　抑圧と禁忌と欲求不満の窮屈な時代は終わり，健康的な開放主義にうながされて，新たな愛の自由が広まり，男女は交流し，よく生きるために恋愛を謳歌するようになった。お互いの愛情に基づいた結婚（恋愛結婚）が次第に広まり，自分が選び愛情で結ばれた人と一緒に暮らすことが幸福の基本であると主張するようになった。愛こそが夫婦の絆となり，恋愛とともに性愛もタブーから開放され，女性たちは海辺に出かけ，水着で歩き，パラソルの下で身を横たえ，街の中ではショートパンツやキュロットスカートを身につけ，身体が徐々に露出していくようになった。

　映画や娯楽の中にも性愛の表現が大胆にとりいれられ，愛と性は不可分に結びつき，夫婦関係もエロス化していく。性愛はエデンの園となったのである。

そして，1960年代に台頭してきた女性たちの自由と平等を求める運動（Ⅱ期フェミニズム運動）が高まって，男女平等が社会で保証されるとともに，女性たちは社会進出をして，経済的にも精神的にも自立し，男性と同等に肩を並べ，自由に生きていくようになった。今では男女の交際は自由である。自由でありすぎるゆえに，かえって愛と性は不自由になった。
　現在，婚姻数は減り続け，離婚数は増え続けている。Loveless, Sexless 夫婦も増え続けている。最近では「結婚はしてもしなくても，最終的にはどちらでもいい」という若者が増えてきた。「でも一度は結婚してみたい」という女性も多い。次第に「シングル化」「非婚化」「晩婚化」が徐々に浸透してきているようである。しかし，一人でいる（孤独）と淋しいし，不安だから，同棲する。不倫する。
　今や愛情と結婚と性という三位一体は完全に分離し，「性革命」が起きている。性は愛情からも結婚からも自由となり，開放された性，快楽の性へとシフトしている。オニール夫妻（米）は，一夫一婦（モノガミイ）の近代家族を批判し，人間の自然的性向は複婚的であるとし，同時複婚性愛（ポリガミイ），あるいは開放的結婚（オープンマリッジ），あるいは継時的一夫一婦婚（シリアル・モノガミイ）を提言している。
　こうした行き過ぎた性革命に対して，ゆるやかな後退した部分と猛烈な反動の部分が混在していると，「タイム」誌（1977年11月21日号）は全米の成人の性意識調査で報告している。最近の平和すぎるわが国では，おしなべて優しい男性が顕著化し，帰宅拒否症，あるいは妻とのセックスより自慰の方がよいとする男性，さらには歪んだ性愛による性依存症（性犯罪，痴漢，フェッティシズム，露出症，窃視症，小児性愛）が増えている。
　このような多様化，複雑化した生きざまの中で人々は生き甲斐を失い，満たされぬ愛の癒しとして目先のアディクションへとはまり込んでいく。そして愛を求めすぎて，Love Addiction に陥り，人間関係の失敗を繰り返していく内に，自尊心を失い，破滅の人生へと向かっていくのである。現代社会の（光と）陰の部分が大きくクローズアップされてきており，現代社会のニーズに応えるべく，その受け皿（治療）をわれわれは創設してきているのである。

目　次

はじめに ……………………………………………………………… 榎本　稔　7

性の歴史 ……………………………………………………………… 榎本　稔　9

性依存症の精神病理 ………………………………………………… 榎本　稔　27

性犯罪治療の国際的動向 …………………………………………… 原田　隆之　41

日本における性犯罪再犯防止プログラムの現状と課題 ………… 藤岡　淳子　53

性依存症の薬物療法 ………………………………………………… 深間内　文彦　63

子どもの性加害と被害 ……………………………………………… 阿部　惠一郎　79

性依存症と家族　性犯罪加害者家族支援 ………………………… 斉藤　章佳　97

医療機関での性犯罪および性依存症の治療 ……………………… 斉藤　章佳　111

性犯罪と裁判員裁判　「市民感覚」が性犯罪問題をめぐる議論で果たす役割
　……………………………………………………………………… 平山　真理　123

性犯罪事件における情状弁護　加害者の反省悔悟について …… 小橋　るり　133

性犯罪（裁判員）裁判における司法サポートプログラムの果たす役割
　……………………………………………………………………… 斉藤　章佳　145

性依存症と性の発達 ………………………………………………… 安田　美弥子　159

インターネット（SNS）と性犯罪および性依存症 ……………… 斉藤　章佳　169

SAGミーティング ………………………………………………………………… 179

性暴力被害者の支援と治療 ………………………………… 淺野　敬子・小西　聖子　195

性犯罪被害者支援（弁護士の立場から） ………………………… 大澤　寿道　207

女性スタッフ座談会 ……………………………………………………………… 219

おわりに ……………………………………………………………… 榎本　稔　239

性依存症の治療

――暴走する性・彷徨う愛――

榎本 稔 編著

性の歴史

――榎本　稔（榎本クリニック）

I　はじめに

　性はこころの問題であり，人格の問題であり，性とこころは深く結びついている。性とこころについては，古今東西，非常に幅広く論じられてきている。歴史的にも文化的にも社会的にもすべての分野に結びついている。性というと，下半身のことだけのように思われるが，それは大きな間違いである。芸術，文学，宗教，映画，演劇，服装，ファッション，結婚，職業など全般について「性とこころ」の問題がからんでいる。そして風呂やトイレ等社会全般のさまざまな人間生活にも結びついている。
　「性とこころ」の問題の導入にあたって，その歴史から入っていきたい。まず，「進化生物学」の視点から述べていきたい。

II　進化生物学の視点

　400万年前頃から，ヒトの祖先の猿人（アウストラロピテクス）は直立二足歩行をするようになった。そして二足歩行で自由になった前脚，つまり両手はつかむ能力を使って，ものを持ち歩くことを覚えていく。次は「もの」を使うことを覚え，木の枝などを拾って叩いたり，石を拾って投げることを覚えていく。そして，それらが敵に襲われたときに，身を防ぐ武器になることを知る。同時に，遂に武器として狩猟することを覚えていく。次第に先の尖ったものや固いもので道具を作っていくようになった。ヒトは両手を使い，道具を作って使うようになった。そして，両手をフルに活用することがヒトの頭脳を発達させた。手と脳が相

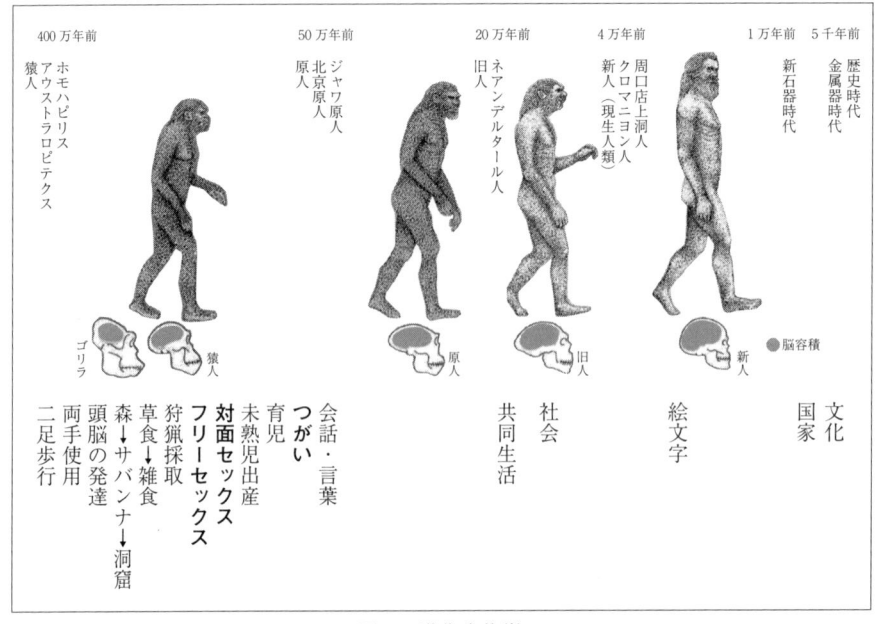

図1　進化生物学

互に作用しあった結果，ヒトの脳はどんどん高度化し，大きくなっていった。

　森林が衰退する鮮新世になって，大型化した猿人類は餌を確保することが難しくなり，森を出て，ブッシュからサバンナ高原へと進出した。森では木の実や葉，小虫類を食べていたが，草の根や茎，穀物の穂などを食べ始め，ネズミなどの小動物を肉食する雑食動物へと進化していった。

　しかし，サバンナは獲物を見つけるにはいい反面，自分たちも敵に見つけられやすく，安心して暮らせる場所ではなく，子育てにも危険を伴った。そこで，彼らは山岳地帯に洞窟を見つけてそこに住み込み，安住することになった。

　二足歩行をすることによって，ヒトのセックスの仕方も変わった。四足動物は背後から背にのしかかるマウンティングの姿勢でセックスをするが，ヒトの場合は対面した体位でセックスをするようになった。面と向かい合ってセックスをすると，目の前に相手の顔があり，その表情から相手の気持ちがわかり，合意を得

るために会話や相手を口説くことが必要になる。対面したことで，言葉が発達し，ボキャブラリーも増えていった。

　そして，絵文字を，さらに言語を作っていった。言葉の使用は大脳の発達に加速度を与え，ヒトは巨大な前頭葉をもつことになった。脳が大きいと発育に時間がかかり，脳が未発達で未熟児状態の子どもが産まれる。一人前になるまでは，親の保護，育児が必要となる。乱交による母権的なセックス・ライフを続けていた彼らにとって，安心して生活できる都合の良いシステムは，集団生活で幼い子どもたちも見守り育てて行くことである。

　そこで，オスとメスが「つがい」を作り，つがい単位で暮らすようになった。オスは集団で狩りに出かけ，メスは留守を守り，子どもを育てる。狩りの獲物は集団の全員に分配される。「つがい」を維持するために，メスがオスを引きつける最良の方法は，いつでもセックスに応じられるようにすることである。オスもメスが浮気をしないように，こまめにメスの相手をするようになったのである。ヒトが発情期をなくしたことは，生殖一辺倒のセックスから解放された。そのおかげでヒトはセックスに快楽を与え合う喜びを見いだすようになり，そして前頭葉の発達で言葉を得たヒトは，セックスを愛にまで昇華させることができたのである。そして，ヒトの祖先は，種の繁栄のため，共同生活をして，社会・文化を作り国家へと発展させていった。このように現代人には類人猿からの動物性（オスとメス）が引き継がれているのである。

Ⅲ　旧約聖書

　さて，女と男の関係については，旧約聖書のエデンの園に登場する。旧約聖書には紀元前1100年頃から紀元前150年頃までのイスラエル民族の歴史が記載されている。そのはじまりの創世記に「神が土のちりで人（アダム）を造り，エデンの園においた」と書かれている。そして，「神は人から取ったあばら骨でひとりの女（エバ）を造り，人のところへ連れてこられた」「そのとき，人は言った。これこそ，ついにわたしの骨の骨，わたしの肉の肉，男から取ったものだから，これを女と名付けよう」「それで人は妻と結び合い，一体となるのである」「ふた

```
         創世記
第1章  1. 初めに神は天と地とを創造されました。
第2章  7. 主なる神は土のちりで**人**を造り，命の息をその鼻に吹きいれられた。
          そこで二人は生きた者になった。
      15. 主なる神は人を連れて行って**エデンの園**におき
      22. 主なる神は人から取った**あばら骨**でひとりの**女**を造り，
          人のところへ連れてこられた。
第3章  6. 女がその木を見ると，それは食べるに良く，目には美しく，賢くなるには
          好ましいと思われたから，**その実**を取って食べ，また共にいた夫にも与
          えたので，彼も食べた。
       7. すると，ふたりの目が開け，自分たちの**裸**であることがわかったので，
          **いちじくの葉**をつづり合わせて，**腰に巻いた**。
      16. つぎに女に言われた「わたしはあなたの**産みの苦しみ**を大いに増す。
          あなたは苦しんで子を産む。それでもなお，あなたは夫を慕い，彼はあなた
          を治めるであろう。
      17. 更に人に言われた。……あなたは一生**苦しんで地から食物を取る**。……
```

図2　旧約聖書

りとも裸であったが，恥しいとは思わなかった」「ところが，神が禁じた木の実（善悪を知る）をへび（悪魔の化身）にそそのかされた女が，その実を取って食べ，また共にいた夫にも与えたので，彼も食べた」「すると，ふたりの目が開け，自分たちの裸であることがわかったので，いちじくの葉をつづり合せて，腰に巻いた」と書かれている。

　旧約聖書の時代には，男性優位主義の考え方があった。3000年後に現代の女性たちはフェミニズム運動として反撃することになる。そして，禁断の木の実を食べたことに神は怒り，女には出産の苦しみを，男には労働の苦しみを与えた。その二人の子孫である現代人にまで女と男の関係と苦しみが続いているのである。

Ⅳ　性と宗教の視点

　次に，性と宗教の視点から論じてみる。かつては性という問題は非常におおら

かで，自由でいきいきとしていた。決して隠れたタブーな問題ではなかった。特に，性器の崇拝信仰があり，男根・女陰というものが崇拝されていた。

同祖神の前にも男根があり，同祖神というのは，村の境にあって，悪霊を排除する意味で立てられたものだが，その前に男根が建てられている。よく，神社やいろいろなところに大きな男根があり，それを触ることにより出産を願う，ということが言われている。

そして生殖行為そのものが神の行為である。生殖の神秘的な営みというものは神の行為であると思われ，非常に神聖化されていた。古代人は神前で性交渉を持ち，民族繁栄を祈願したと言われている。非常におおっぴらで，決して今のようにひそひそと隠れて語られるものではなかった。そして，一般農民は，五穀豊穣を願って畑で夫婦が性交渉を持つということが，中性ヨーロッパでも行われていた。

インド宗教の中では，ミトゥナという，男女がキスをしながら性交をしているというレリーフがたくさん飾られている。これは，宗教の至福の境地というものはエクスタシーと同じように考えられている，ということを表している。そういったところから，性と宗教というものは深く結びついていたのである。

次は愛と性の歴史について触れていく。

V　ギリシャ神話から

ギリシャ神話を読んでみると，大変幅広くギリシャの神々が愛と性を語り，愛と性を結びついているのがよくわかる。ギリシャ神話は前9世紀から7世紀にかけて，ホメロスとヘシオドスがつくり，さらに後世の作家が神々や英雄たちの物語を創造し，膨大なギリシャ神話を作り出した。

ギリシャ神話の中では，世界ははじめカオスの中にあった。

そこからガイアという大地の女神，タルタロス，エロス等のいろいろな神が生まれてくる。そしてガイアは，ウラノスという天空の息子を生むことになる。そして，母親のガイアと息子（ウラノス）とが結ばれて次々とティタン神族を生み出していくことになる。

その中にキュクロプス（一眼巨人），ヘカトンケイル（百腕巨人）という奇人

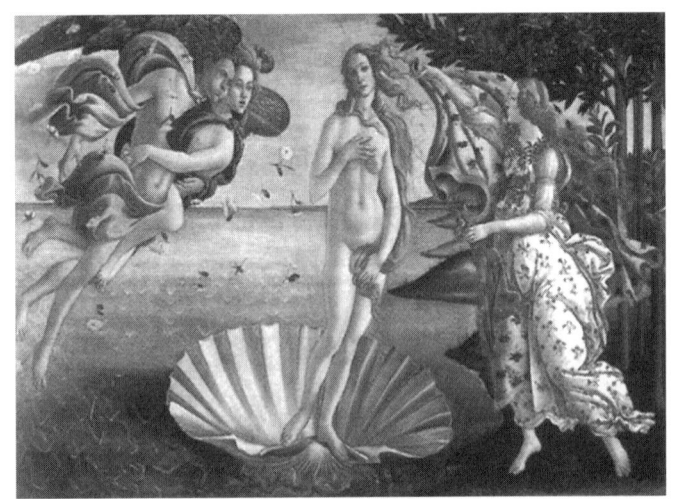

図3 ヴィーナスの誕生

の息子が生まれる。ウラノスはそれを嫌って地底に深く閉じ込めてしまう。ガイアの女神は怒り，息子のクロノスに命じて，ウラノスを討つことになる。そこで毎晩ガイアの上にウラノス（天空の神）が覆い被さってくるところを狙い，クロノスが大きな鎌で父ウラノスのペニスを切ってしまう。そしてそのペニスを海に投げつけ，それによってできた白い泡から愛と美の女神，アプロディテが誕生するのである。このエピソードをもとにボッティチェッリが「ヴィーナスの誕生」を描いている（図3）。

そして，いろいろなエピソードがあるが，クロノスはレア（妹）と結婚して，多くのオリンポスの神々を生んでいくことになる。そして，最後にゼウスの神がオリンポスの神々の王になるのである。そしてヘラ（姉）との結びつきだが，実はゼウスの神は非常に浮気者で，20人以上の女神や人間の女性と結びついている（図4）。

ある日寒さに凍えているカッコウの鳥をヘラがかわいそうにと抱きかかえてあげると，それは変身したゼウスの神だったのだ。そして急に元の姿になりヘラを口説く。ヘラはあなたは浮気者だから，と断るのだが，今度はお前を正妻にする

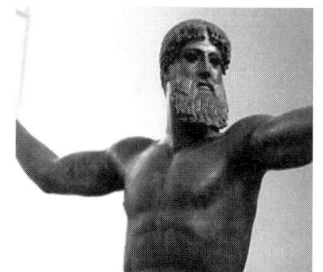

愛人	子ども
メティス（思慮の女神）	アテナ（知恵と戦いの女神）
テミス（掟の女神）	ホラたち（季節の3女神）
	モイラたち（運命の3女神）
エウリュノメ	カリスたち（美と優雅の3女神）
デメテル（穀物の女神）	ペルセポネ（のちにハデスの妻）
ムネモシュネ（記憶の女神）	ムサたち（学芸の9女神）
ヘラ（結婚の女神） ＊ヘラは正妻になった	ヘパイストス（火と鍛冶の神）
	アレス（戦いの神）
	ヘベ（青春の女神）
	エイレイテュイア（出産の女神）
レト	アポロン（太陽と弓の神）
	アルテミス（月と狩猟の女神）
カリスト（ニンフ）	アルカス（アルカディア人の祖）
イオ（ヘラの女神官）	エパポス（エジプト王）
エウロペ（テュロス王女）	ミノス（クレタ王）など
セメレ（テバイ王女）	ディオニュソス（ぶどう酒の神）
ダナエ（アルゴス王女）	ペルセウス（メドゥサ退治の英雄）
アルクメネ（ペルセウルの孫）	ヘラクレス（ギリシア神話最大の英雄）
レダ（スパルタ王女）	ヘレネ（人間界一の美女）など

図4 ゼウスの愛人と子どもたち

と約束し，初めてゼウスとヘラが結ばれるのである．こうしてギリシャ最高神の妻となったヘラは，女性の性生活の守護神となり，オリュムポスの女王として君臨したが，非常に嫉妬深かった．次に知恵と勝利の女神，アテナがいるが，はじめゼウスはメティスという思慮の女神と結ばれ，メティスが妊娠した．生まれてくる子がゼウスに代わる支配者になると預言されたため，ゼウスは妊娠したメティスを呑み込んでしまった．そして，月満ちてゼウスの頭からアテナの神が生まれてきたとされている．

酒神ディオニソス（バッカス）については，次のエピソードがある．デバイの王女，セメレはゼウスに愛され懐妊するが，嫉妬深いヘラにそそのかされ，ゼウスの稲妻と雷鳴に包まれた本来の姿を見て，その灼熱に焼かれ死んでしまう．ゼウスはセメレの体内から未熟な胎児を拾い上げ，自分の太ももに縫い込み，月満ちてゼウスの太ももからディオニソスが生まれた．ディオニソスはぶどうの木とワインづくりの方法を発見し，その方法を広めながら自らの信仰も広めていっ

が，迫害もされた。

　パンドラの箱，これも有名な物語である。ゼウスの神が争いばかりしている人間を懲らしめようと，パンドラという美しい女性を造って人間に送る。そのときに，パンドラに箱を持たせ，それを開けてはいけない，と言ったのだが，パンドラは開けてしまう。すると，その箱の中から罪悪や災害や病気やら，さまざまな災厄が人類に蔓延する。大急ぎでパンドラが箱を閉めるのだが，その最後に残ったのが希望だと言われている。ギリシャ神話の本の一部を紹介したが，生命力と創造性の豊かさ，話題の豊穣さ，人間味あふれるおもしろさ（愛と性）を備えたギリシャ神話は，時間や空間，時代を超えた普遍性と多様性を持っている。

VI　源氏物語から

　日本にも愛の物語がないかと探してみると，源氏物語がある。これは紫式部が作ったと言われている。

　当時，摂関政治の頂点を極めた藤原道長が自分の娘（彰子）を一条天皇に入内させ，中宮とした。そこに家庭教師として紫式部がついた。ライバルの藤原伊周も妹の中宮定子を入内させ，清少納言が家庭教師をしていた。

　源氏物語のはじまりは，桐壺帝と桐壺更衣から玉のように美しい男の子（第二皇子）が生まれる。それが物語の主人公，光源氏である。光源氏はたぐいまれなる美貌の持ち主で，学芸に秀で非常に優しく，多くの女性から愛される。光源氏が12歳の元服の時に，左大臣の娘，年上の葵の上を正妻としてもらうが，葵の上は非常に気位が高く，冷たく取り澄ました態度を取るので，光源氏はなかなか近寄らなかったと言われている。

　桐壺更衣は光源氏が3歳の時に亡くなるが，桐壺帝は桐壺更衣に生き写しの藤壺の宮を入内させる。初め光源氏は母親に似ているということで慕っていたのだが，そのうちに恋心に変わり，藤壺の宮に迫っていく。そして遂に藤壺の宮と結ばれ，そのときの歌がある。

　「見てもまたあふよまれなる夢の中に　やがてまぎるるわが身ともがな」
　「世がたりに人や伝えんたぐいなく　うき身を醒めぬ夢になしても」

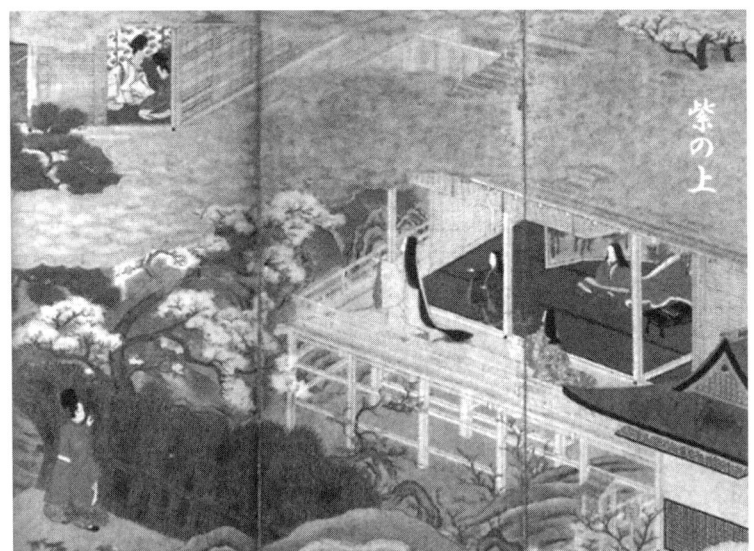

図5　紫の上を垣間見る光源氏

　そして，その子どもが生まれ，のちの冷泉帝になる。今で言えば不義密通だが，もの狂おしいばかりの愛と性が1000年前に，紫式部によって見事に描き出されている。
　その次に有名なのが紫の上だが，光源氏が北山の地を訪れたときに，そこで偶然垣間見た少女が，あの藤壺の宮の面影にあまりにもよく似ているので，自分のところに強引に引き取り，養い育てて自分の理想の妻としていく（図5）。そして，紫の上は光源氏の最愛の人となるが，実情は光源氏の浮気に悩まされ，嫉妬心を抱くものの平静を装うことで自分を支えていく。あふれるほどの愛と孤愁のうちに43歳で消えゆく露のように息を引き取る。
　次の帚木と空蝉の帖は光源氏の若き日々の女君たちとの逢瀬の物語である。空蝉，軒端荻，次から次へと，夕顔，末摘花，典侍，朧月夜，朝顔等の女君たちと契りを結んでいく。このように源氏物語には，人間の愛と性，喜び，悲しみ，悩み，親子の情愛と相克，勢力争い，生老病死，宿命などが，時代を超えて物語ら

れている。

Ⅶ　フランスの場合

　愛についてはエロス・フィリア・アガペの愛がある。

　キリスト教は神の信仰を強く主唱して，性愛を退けている。子どもを作るためのセックスならば許すが，快楽としての性は許していない。

　紀元前後になると，ローマ帝国が栄え，30年にイエスが十字架にかけられ，その後ネロ帝等によりキリスト教は迫害を受けるが，381年にキリスト教がローマ帝国の国教となる。ローマ帝国は軍事社会，また奴隷制の社会でもあったため，軍人を作らねばならず，市民たちに結婚を推奨する。それがキリスト教と結びついて，一夫一婦制の1つの婚姻形態が作られていった。中世ルネサンス時代においてもキリスト教的結婚が支配的である。しかし，ヨーロッパの宮廷は華やかな国王・貴族主催の舞踏会を開くわけだが，その後は乱交パーティ，不倫の場であった。その後，フランス革命時に（1789年）女性たちは市民として，戦士として隊列行進に参加することを要求する。

　そしてフランス革命時に人権宣言が出されるが，オランプ・ド・グージュという女性が人権宣言には男性の権利しか規定されていない，それはおかしいと女権宣言を発表。ところが彼女は扇動罪として逮捕され，ギロチンにかけられてしまった。フランスが初めて婦人参政権を獲得したのが1944年。日本は1945年に獲得している。ちなみにアメリカでは1920年にすでに獲得されていた。

　フランスはカトリック国で強大なカップル社会だったため，性に対する制約が厳しかったわけだが，1968年に「5月革命」が起き，自由と個人主義を強く訴えることになった（図6）。

　その時に同時に女性の自立，女性が主導権を握るようになり，性の解放が強く叫ばれるようになってきた。70年代は性の解放，80年代にはそれが商業化されてポルノという形になる。90年代にはそれに対して懐疑と不安の年代となった。その結果，非婚化が進んだのである。すぐには結婚をしない。セックスをする。気に入れば一緒に共同生活をして，良ければ結婚，まもなく離婚する。また誰か

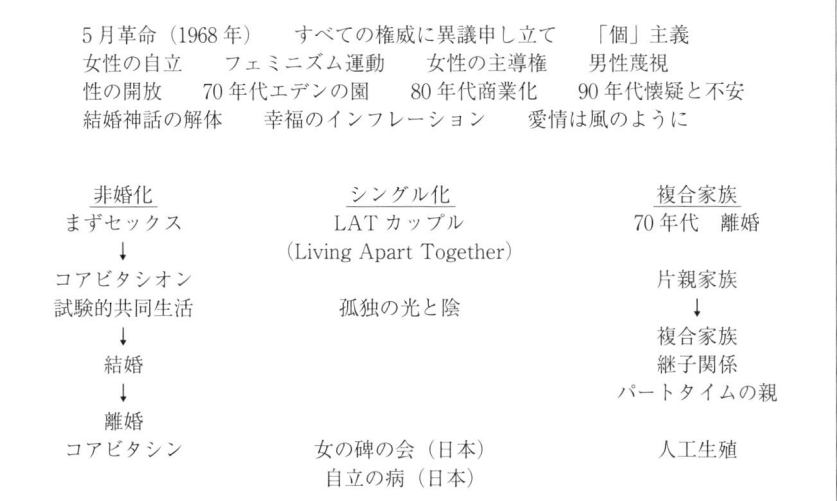

図6　フランスの場合

と一緒になって共同生活をする，というくり返しが進み，シングル化も進む。そうしてシングルを貫いていくと孤独になる。

　これは日本の場合だが，「女の碑の会」というものがある。これは，高齢化社会の中でシングル女性が1人残され，そのままいくと独りで寂しく死んでいき，無縁仏になってしまうため，生前からシングルの女性たちが集まり，お互いの交流を図りながら，もしその中で亡くなる人がいたら，女の碑の会の共同墓地に埋葬して，会員で墓参りをしていくという会だ。

　男と女の仲は壊れやすいもの。それを認めた上で，新しいペアを作っていく。そして複合家族を作り，確かな人間同士の絆を求めていくようになるのだろう。

Ⅷ　アメリカの場合

　アメリカの場合を見ていこう。第二次大戦後は豊かな黄金時代であった（図7）。そのころは郊外の広い庭の住宅に生活して，夫は外に働きに行く，女性は家庭の中で家事・育児をしていた。だが，1962年にベティ・フリーダンが『女性の

```
第 2 次世界大戦後    豊かで幸福な家庭生活
1962 年          ベティ・フリーダン「女性の神秘性」(新しい女性の創造)
                NOW (National Organization for Women)
                女性解放運動(ウイメンズ・リブ)
1960 ～ 70 年代   性の解放
                 突然, 暴走列車のように進み, ひっくり返ってけがをした者も多い。
                 婚前性交　少女(15 ～ 19 才)  '71 年 30%　'79 年 50%
                 婚外性交
                     スウィンギング「閉鎖型」「開放型」「群交型」  1 ～ 2%
                     オープン・マリッジ　オニール夫妻           ごく少数
                     グループ・マリッジ                       ごく少数
                     継続的一夫一婦婚　→　複合家族
                 同性愛「ゲイ」「レズビアン」
```

図 7　アメリカの性革命

神秘性』(新しい女性の創造) という本を出し, アメリカの女性たちは女性解放運動に進んでいった。その中で婚前交渉が進み, 71 年には 30%, 79 年には 50%の少女が婚前交渉をしていると言われている。それと併せて婚外交渉も盛んに行われるようになった。さらにオープン・マリッジ, これはオニール夫妻が提唱したものだが, 一夫一婦制の夫婦では解放されていない, と妻が別の男性と愛人関係を持つ, 夫もまた別な女性と愛人関係を持ち, それを夫婦公認で行っている。そのほうが性的に解放されている, と主張した。しかし, これはごく少数である。それに加え, アメリカでは同性愛, ゲイ, レズビアンが広がってきている。

　その結果, 1977 年の「タイム」誌の調査内容では, ①アメリカの性の現状は暴走列車のごとく, 突っ走っている部分がある, ②性革命にまったくコミットしなかった猛烈な反動の部分がある, ③行き過ぎた性革命からの緩やかな後退の部分がある, と報じている。アメリカのほとんどの国民は性の解放をそんなに自由に受け入れていたわけではなかった。やはり宗教の抑圧が非常に強かったわけだが, 健全な一夫一婦制を貫いている多くの国民がいるということが報告されている。

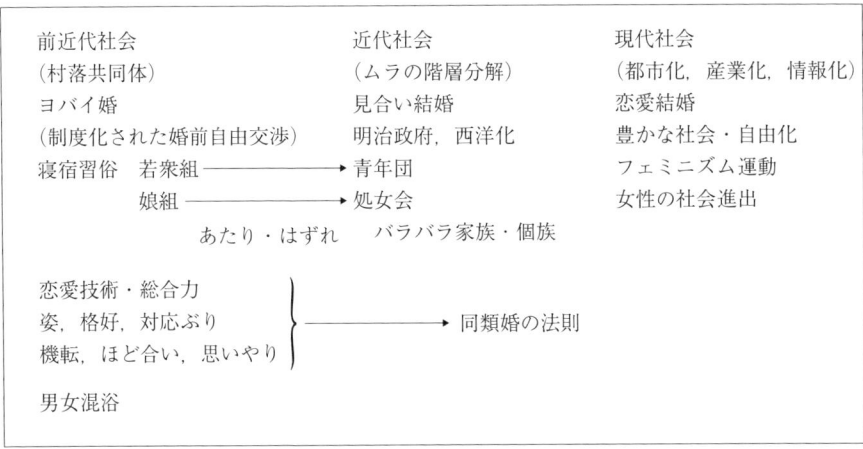

図8 日本の結婚の変遷

IX 日本の場合

日本の場合は，江戸時代は儒教が盛んだった（図8）。

江戸時代，武士階級はだいたい3%くらいで，80%は農民階級である。農民の間ではどうだったかと言うと，「夜這い婚」だった。夜這い婚とは，江戸時代には身分が固定され，人口移動がなかったので，若者たちは夜になると若衆宿にあつまり，そこで男たちが夜這いをし，その中で適当な女性を見つけていくのである。それでうまくペアになれば夫婦として一緒になり，一旦夫婦になると今度は婚外交渉が絶対に禁止となる。

明治になり，明治政府はヨーロッパの国々から，夜這い婚や男女混浴はとんでもない，と批判され，それらを文明開化とともに改めることになる。また日本全体が軍国主義へと変わっていき，日本の家族は家父長制，伝統保守的な男尊女卑の家族形態が作られていく。男は外で働き，女は家事・育児に専念する。男女の恋愛は絶対禁止だったため，結婚はお見合いが主流となった。そんな中で与謝野晶子が明治34年に恋愛結婚をする。与謝野鉄幹には奥さんがいたのだが，略奪結婚をし，『みだれ髪』を出す。

「やわ肌のあつき血汐にふれも身で　さびしからずや道を説く君」
という非常に情熱的な歌を残している。

その時代に平塚雷鳥は「元始，女性は太陽であった」と主張し，婦人参政権運動を市川房枝らとともに起こして，第1期のフェミニズム運動が起こっている。第二次世界大戦時には，男が兵隊に取られ，女性がどんどん軍事工場に出て行くことになり，女性の社会進出の基礎を作った。

現代の日本は，豊かな社会となり，男女平等，男女交際が自由な時代になった。家族神話は崩壊し，婚姻数は減少して離婚数が増加している。愛と性と結婚は，愛がなくてもセックスをする。結婚しなくてもセックスする。結果，同棲生活が増え，シングル化・非婚化・晩婚化・少子化が進み，人工生殖も増えてきた。それにともない，性依存症（性犯罪）もどんどん増え続けている。昔，独身女性が独身男性に求める基準は3高と言われた。高収入・高学歴・高身長である。それが，十分な給料・理解し合えて家事に協力的な3Cに変わり，今では高収入で低リスクの方が良い，また女性にべたべたしない低依存，そして低姿勢でなくてはいけないという，3低と言われている。

そうすると，結婚できない男女が増え，結婚できない女性たちの3分の1くらいは結婚をあきらめ，あとの3分の1はもう少しがんばろうと婚活をし，残りの3分の1は不倫に走っているという（図9）。

以前は，職業選択など有り得ないので，ほぼ親の職業を引き継ぐことになる。また，配偶者選択もできず，ほぼ結婚はお見合いだった。ところが現代になってからは，自分で就活をし，勤めに行き，その会社の中で集団お見合いが行われ結婚していくようになった。男女の交際は増大していったが，次第に格差も生まれ，結婚したくてもできない男女が増えることになった。

また，グローバルセックスサーベイの調べによると，1年間のセックス頻度が各国で差があり，日本は1年間に48回ほどだと言われている。そうすると1週間に1度もセックスがない，ということになる。ところが一番多いギリシャは1年間に163回，1週間に3回セックスをしている計算になる。日本は次第にセックスレスとなり，子どもが産まれにくい少子化の時代だということになる（図10）。

性の歴史　23

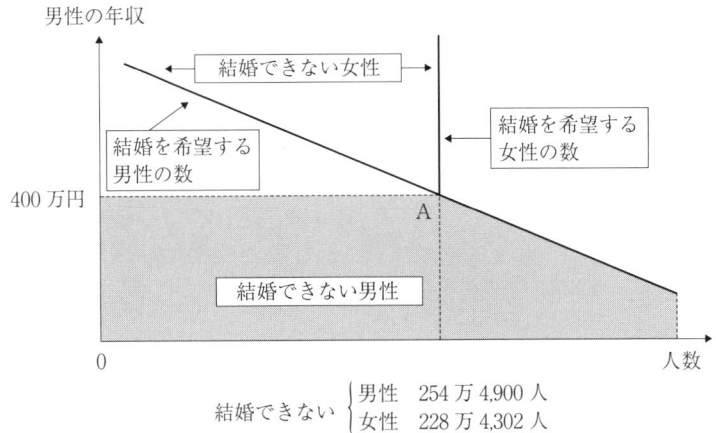

図9　結婚市場の需要曲線供給曲線

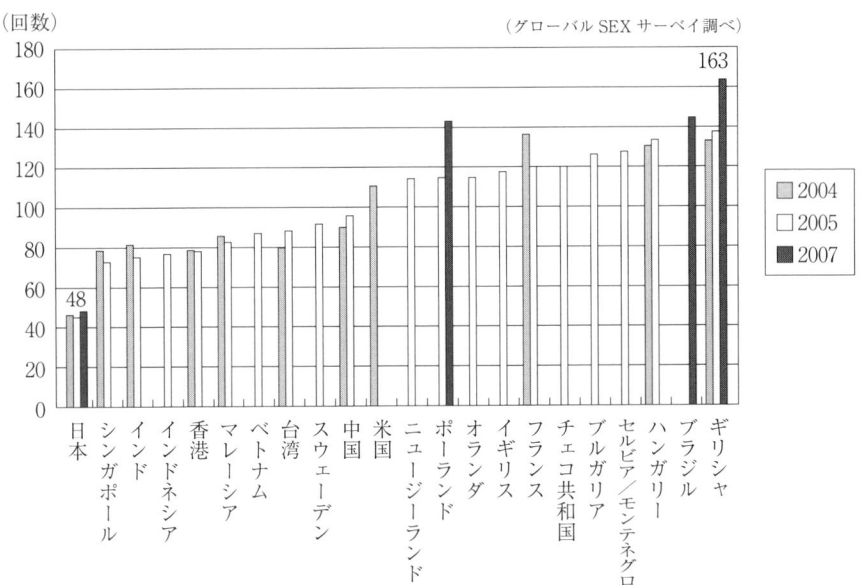

図10　1年間のセックス頻度

```
子どもが欲しいが ─────────→ 不妊の増加
   精子数の減少
   精子の不活動化
   Y染色体の劣化

不妊治療の進歩
   体内受精
   体外受精
   顕微鏡下の受精
   精子バンク
   冷凍精子・卵子
```

図11　生殖医療の発達

　今は，生殖治療が発達し結婚をしなくてもセックスをしなくても子どもが産めるようになってきている。ところが男性の精子が非常に減少している。Y染色体が不活動化し，Y染色体が劣化してきているのである。そういう中で人間は一夫一婦制を続けているので，Y染色体が今後も劣化していくのは当たり前である。そこで，いまは体内受精や体外受精など顕微鏡下における受精を進めている。それと精子バンクがあることによりセックスをしなくても，自分の希望する条件の精子を受け入れて子どもを作ることも可能となっている（図11）。

X　老人の性

　いま，日本は長寿社会である。老人の性も死ぬまで色気がなくてはいけない，と言われている。70代80代の老人の日本の統計では，週1回のセックスをしている70代の男性が3.2％，80代の男性が5.6％，月に2・3回など，まだまだ性を楽しんでいる老人が多い。
　小林一茶も「我ときて遊べや親のない雀」「痩蛙負けるな一茶ここにあり」と自然を描くほのぼのとした俳人として知られているが，一茶は52歳で初めて妻を迎え，3男1女を授かる。一茶は日記の中に，毎晩セックスをした，今日は何回セックスをした，と書いている。その奥さんは亡くなり，2番目の妻を迎えるが，

その奥さんもあまりにセックスが激しいので逃げてしまった。60代後半になり，3番目の若い女性を迎え，その時もセックスは盛んだった。その時に作った俳句が全体の3分の1以上である。「性は生なり」というのは確かにその通りである。

XI 女性のゆくえ

　日本社会は豊かで民主主義の成熟した社会になった。女性たちがますます活躍する時代になってきた。英国の鉄の宰相といわれたサッチャーは10年間，首相に在任し，強い信念と行動力で英国を指導し，米国のヒラリー・クリントンは知性，勇気，思いやりを持ち国務長官として米国をリードした。それに比べると，日本はまだ女性の首相は選出されておらず，政治家，大企業や大学のトップにいる女性はまだまだ少ない。女性が仕事も結婚も子どもも全てを可能にする社会システムを作るには，女性首相の強いリーダーシップのもとで社会を変革していく必要がある。

　昔の男女は何の疑いもなく結婚し，子どもを産み育て，離婚もせず，ともに白髪になるまで偕老同穴の契りを結んでいた。現代は，男女の交際（セックス）は自由になり，それぞれの生き方も自由選択，自己判断，自己責任となってきた。仕事をするもしないも，結婚するもしないも，離婚するもしないもすべて自由選択である。選択の幅が広すぎて自己判断の責任の重さにたじろぎ，その場に立ち止まっている状態だ。能力があり，自信があり自由でシングルの生き方を取れば，おひとりさまの老後が待っているが，それを恐れずにいきいきと活躍されていくことを望む。

XII まとめ

　性については，世界のいろいろな人たちが調査をし，性の文化人類学では「人間の性行動は，その社会を支配する文化によって現象的には無限に多様であり，ある社会では禁じられていることが，ある社会では奨励されていたりする」と言われている。

　同性愛を認められている社会もあれば，青少年のセックスを許容しているとこ

ろもある．逆に青少年のセックスを厳禁しているところもある．南米では親族内の乱交，夫は妻の姉妹とセックスをしてもいい，妻は夫の兄弟とセックスをしてもいい，というところもある．

　フォード夫妻は，「性風習・性行動はそれぞれの社会においてさまざまであるが，それにもかかわらず人間の性は基本的にはどこでも同じである．種々の性的刺激に対して示される生理的反応も心理的反応も本質的には似通っている．性に関して同じような関心と欲望とフラストレーションと愛と悲しみと喜びをもつことにおいて，人類はみな親族なのである」と述べている．

　このように性に関しては，さまざまなことが言われているが，1つの社会・文化だけに限定して見るのではなく，幅広く見ていくことが大切だと思う．それが今後日本社会にどのような影響を及ぼすのか，一夫一婦制がどのようになっていくのか，男女の愛と性がどのように変わっていくのか．さまざまな議論が必要だろう．

文　献

浅野素女（1995）フランス家族事情．岩波書店．
グループわいふ（1984）性―妻たちのメッセージ．径書房．
J・ル＝コブ，A・コルバン他著，小倉孝誠，後平隆，後平澪子訳（2004）世界で一番美しい愛の歴史．藤原書店．
呉茂一（1969）ギリシャ神話．新潮社．（ギリシャ神話に関する本は実に数多くある）
瀬戸内寂聴訳（2007）源氏物語巻1～10．講談社文庫．（源氏物語に関する本は実に多数ある）
新潮日本文学アルバム（1985）与謝野晶子．新潮社．
立花隆（1984）アメリカ性革命報告．文春文庫．
上野千鶴子（1986）女という快楽．勁草書房．
山田昌弘，白河桃子（2008）「婚活」時代．ディスカヴァー携書．
（2009）快楽白書．婦人公論．

性依存症の精神病理

―――榎本　稔（榎本クリニック）

I　はじめに

　性依存症は「性嗜好障害」（ICD-10），あるいは「性嗜好異常」（DSM-IV-TR）と分類・規定されている「現代病」であり「心の病気」である。

　日本は江戸時代には儒教の教えで「男女七歳にして席を同じうせず」として男女交際は厳しく抑えられていた。農村では「夜這い婚」が一般的であった。終戦後，昭和30年頃から次第に「恋愛結婚」が増え，いまではほとんどの男女が恋愛結婚である。日本社会は「東京オリンピック」（1964年）以降，高度経済成長を遂げ，バブル経済となり，豊かな社会におけるさまざまな社会病理現象が噴出した。バブル崩壊とともにデプレッション（経済的には不景気，社会心理的にはうつ病）の時代に陥り，自信を喪失し，方向舵を失い，先行き不透明な霧の中に日本社会は迷い込んでしまったのである。1968年以降，大学紛争が全国に広がり，第二次フェミニズム運動が世界的規模で台頭し，展開した。女性たちは高学歴とともにますます社会進出し，結婚後も働く女性が増えてきた。男女関係にも変化があり，「草食系の男子，肉食系の女子」と言われるようになった。女性の意のままに動く草食系男子の出現は，もしかすると女性がそれを求めた結果なのかもしれない。シングル化，非婚化，同棲化，晩婚化，少子・高齢化が進み，家族神話は崩壊し，「家族」ではなく「個族」となった。現在は平和で男女交際が自由になっているにもかかわらず，結婚したくてもできない男女が500万人に増えている。

　第2期フェミニズム運動が台頭して，性の解放が叫ばれ，男女の交際は自由になり，結婚制度は「愛情という名の悲劇・搾取」だという。男女の問題は，「支配・

被支配による階級闘争」であり，社会体制・制度による性支配であり，フェミニズム運動は革命闘争だというのである。しかし，いまでも一夫一婦制の結びつきは維持されているようである。女性たちの社会進出により男女平等となり，国策としての「男女共同参画社会」となって「女性の社会」をつくり，ますますセックスアピールするようになった。男女平等を主張すればするほど，女性性をアピールするようになるのは皮肉な成り行きのようにも思われる。現代は男女の交際も自由になり，それぞれの生き方も自由選択，自己判断，自己責任である。

　そして近年，性犯罪（性依存症）が増加してきている。最近の日本の動向は表1のように，男女雇用機会均等法，男女共同参画社会基本法が成立し，女性たちがますます社会進出をするようになった。大都会では女性たちは毎日満員電車に乗り，出勤し，帰宅するようになった。その中で痴漢被害が急増し女性専用車両が導入された。そして東京都迷惑防止条例が改正され，罰則が強化されたにもかかわらず性犯罪(性依存症)は増え続けた。先進国の取り組みは表2の通りである。

II　事例

1.　A氏　30代

診断名：性嗜好障害／窃触症（痴漢）（F65.8）　反（非）社会性パーソナリティ障害（F60.2）

生育歴：東京都で生育。2歳上の兄がいる。小・中学校時代，いじめにあった。大卒後，B社でIT関係の仕事をした。29歳で結婚。男の子が生まれた。

病　歴：高校1年時，通学途中の満員電車の中で，女子高生のお尻に手が触れたとき，性的興奮を感じた。その後，ポルノ・マンガを見るようになり，マスターベーションもするようになった。通学時，満員電車の中で初めは恐る恐る痴漢行為をしていたが，大学1年時，逮捕され罰金刑20万円で釈放された。大学にも知らされず退学にもならなかった。しばらく痴漢行為は止めていたが，半年後再び始めるようになり，大学4年時，2度目の逮捕。罰金刑40万円で釈放された。3カ月後からまた痴漢行為を繰り返すようになり，26歳時，3度目の逮捕。裁判となり執行猶予3年で釈放された。その後2年間は自制していたが，再び始ま

表1　日本の最近の動向

S60	男女雇用機会均等法成立
H11	男女共同参画社会基本法成立
H12	ストーカー規制法成立 初の女性専用車両
H13	配偶者からの暴力の防止及び被害者の保護に関する法律成立（H14施行）
H13	東京都迷惑防止条例改正 痴漢の被害者が「婦女に対し」と限定されていたものが「人に対し」と改正。男性への痴漢行為も取り締まり対象に
H14	東京都迷惑防止条例改正：盗撮の罰則強化
H16.11	奈良市で強制わいせつなどの前歴のある男性が7歳児に性的暴力を加えて殺害
H17	萌え
H17.4	法務省に専門家らで作る性犯罪再犯防止研究会が発足する
H17.6	法務省が警視庁に子どもを狙った暴力犯罪者の移住地情報の提供を開始する
H18	草食系男子・肉食系女子
H18.5	矯正施設や保護観察所に「性犯罪処遇プログラム」が導入される
H21.5	裁判員制度スタート（特定の性犯罪事件も対象となる）
H23.4	警察が子どもを狙った暴力的犯罪の前歴者に対して自宅訪問と面談指導実施へ

表2　先進国の取り組み

アメリカ	1996年「メーガン法」施行。仮釈放中の性犯罪者は氏名，住所，写真を警察によって住民に告知される。GPSによる監視制度も多くの州で配備される。
カナダ	2007年「性犯罪者情報登録法」施行。性犯罪者本人が出頭して自身の情報登録を行いカナダ全体でデータベース化される。
オーストラリア	性犯罪者情報の登録に関する法律があり，14日以上の旅行の制限・子どもに関わる分野への就業制限がある。登録情報に関して一般人には非公開。
スイス	2004年国民投票で憲法改正され「再犯の可能性が高く矯正不可能と予想される性犯罪者に対しては終身刑」で対応することが可決された。
イギリス	2003年「性犯罪法」施行。懲役2年6カ月以上の刑を受けた性犯罪者は出所後も終身にわたり毎年1回所轄警察に居住所を届け出る義務を負う。
ドイツ	1998年「性犯罪者に関する法律」が改正。実刑2年以上の者は司法精神病院で治療が義務付けられている。平均収監年数は10年弱。
フランス	GPSを装置する「累犯対策法」により監視。性犯罪以外にも殺人，誘拐などの罪で7年以上の刑になった者はGPSを装置する。

り逮捕され実刑となり6カ月の服役。痴漢行為のことは隠したまま結婚した。妻とのセックスもあり，痴漢行為はせず，3年ほど過ごしたが，出産後にセックスレスになり，また痴漢行為を繰り返すようになり4度目の逮捕。裁判途中で当クリニックを受診。SAGに参加し，妻もSFGに参加している。

2.　B君　10代後半

　診断名：性嗜好障害／露出症（F65.2）　アスペルガー症候群（F84.5）
　家族歴：精神疾患の遺伝負因はない。両親とも大学勤務で非社交的。
　生育歴：一人っ子。普通出産だった。2歳頃，「アー」「ウー」としか発語しなかった。幼児期から自動車と数字に興味を持ち，一日中電車を見ていて，型式やタイプを覚えていった。小学校の成績は良く，いつも上位にいた。中・高校の成績は中の上だった。
　性　格：内向的・まじめ・非社交的・友人は少なく，孤立的。特に女の子と話すことはなかった。
　病　歴：小学5年時，プールサイドで腰に巻いたタオルを男子生徒がいたずらをして取ってしまった。全身が裸になって男性器が見えてしまったとき，女子生徒が「わー」「きゃー」といって騒いだ。そのことが快感だった。その後時々露出したら，また女子生徒が「わー」っと騒いだ。先生に注意されたが，補導はされず，高校2年時電車の中で露出し，高校に通報され退学になった。すぐに予備校に入る。X年4月12日，母と来所。なぜしてしまうのか自分でもわからない。母親も高校退学時に初めて高校側から知らされて驚いてしまった。どうしていいかわからない。いままでポルノのマンガやDVDも見たこともないし，痴漢，盗撮したこともない。
　治療方針：まだ17歳であるので，薬物療法は控えた。毎日予備校で勉強しているのでデイナイトケア治療も困難であり，月に1回ほどの外来通院治療をすることにした。
　治療経過：予備校の廊下で女子とすれ違う際に，少し露出した。女子はちらっと見て通り過ぎた。その時は高揚感と満足感があり，ペニスは勃起していたの

でトイレに行って射精し気分も落ち着いた。先日，朝マスターベーションをしたら，その日はそんな気持ちにもならずに勉強できたという。これからは毎朝，自慰をして射精するようにと指導。その後は勉強に集中していたが，ある日，自慰をせずに予備校へ行くと，気分が落ち着かず不安定になり露出しそうになったので，トイレに行き，射精をするとその後は勉強できるようになる。X＋1年8月，毎日予備校に通い，勉強中にずっとその行為のことが頭に浮かぶがぐっと抑えて勉強に集中している。X＋2年4月，第3志望のA大学に入学し，下宿。休日，暇になるとそんな気になるがその行為はしていない。ある女子学生と親しくなり話をしている。まだセックスはしていない。

3. C氏 30代

診断名：性嗜好障害（盗撮）（F65.9） 反（非）社会性パーソナリティ障害（F60.2）

生育歴：東京都で生育，姉2人がいる末っ子の長男。父（土木業）はアルコール依存症で酔って暴れることがある。しかもときどき殴られた。母は専業主婦で過保護である。小学校時代にいじめにあったが，中学・高校も無事に卒業し大学に進学。大学3年時に引きこもって中退。

性格：おとなしく，内向的で，友人との交際は面倒くさくてわずらわしい。特に女性と話すのはこわくてできない。話して断られるのがこわい。

病歴：大学中退後，一時アルバイトをしていたが，上司とうまくいかず，仲間とも話ができず，転職を繰り返していた。家族とも折り合いが悪く，ひきこもりがちになった。父親との葛藤と悶々としたフラストレーションと，性欲の亢進のため，マスターベーションは1日に2〜3回した。風俗へ行くには金もなく，あんな不潔なところには行きたくなかった。女性を口説くことは面倒で，性欲の代替行為として，電車内やエスカレーターで音なしのデジカメで女性のスカートの下から盗撮した。それはスリルと興奮と女性を支配するという達成感に満ちた快感だった。ショッピングセンター内，本屋，信号待ちをしている女性の後から気づかれないように盗撮を繰り返していた。22歳時，女性からの通報で逮捕された。罰金30万円で釈放された。しばらくの間は自重していたが，再び盗撮を

くり返し，25歳時と28歳時に再び逮捕され，罰金30万円で釈放された。その後，派遣の非正規雇用で働いた。しばらくの間は盗撮をしなかったが，今度は女性の更衣室や女性トイレに小型カメラをしかけて盗撮を繰り返した。その隠しカメラが女性社員に発見され，逮捕された。裁判となり，懲役6カ月，執行猶予3年となり弁護士のすすめで来診した。それから性依存症のデイナイトケアに毎日通い，盗撮行為はしていない。その性衝動行為の欲求を抑えるために薬物治療（ハロペリドール3mg）をしている。彼には罪の意識はなく，贖罪の意識はない。彼はまだ童貞であるという。

4. D氏　20代

診断名：性嗜好障害（フェティシズム）（F65.0）　反（非）社会性パーソナリティ障害（F60.2）

生育歴：東京都で生育，3人兄弟の長男。勉強は好きではなかったので，大学2年で中退。某会社の営業マンとして働く。

病　歴：幼稚園のころ，両親のセックス場面を見た。小学6年のころ，コタツの中に女性の下着が干してあったのを見て，痛いくらい勃起してしまった。15歳時，集団万引きをした。中学3年時，団地の3階によじ登って女性の下着を盗み，すぐ捨てた。その時の快感が心地よかった。その後，下着泥棒を何十回も繰り返した。プレッシャーがかかったとき，自分の思うようにいかないときにはいらついて落ち着かない。街の中を歩いていたとき，すーっとベランダの洗濯物の女性の下着に目が吸い寄せられていく。(誰もいなければ)その時にスイッチが入って，別人格になって，手と身体が自然に動いて盗ってしまう。そのスリルと快感と達成感はまさに天にも昇る陶酔境のような心地である（勃起するときもあるが，しないときもある）。それは彼女とセックスする快感とはまったく別の感覚である。

通勤コースに何件か目を付けて，家人のいない部屋に侵入して，タンスをあけ下着を盗むこともたびたびあった。今回は家人が帰宅して捕まった（2回目）。

弁護士の紹介で彼女と来診した。彼女とは1年間ほど交際し，週2回くらいはセックスをしている（その期間中は下着の方に気が向かない）。しかし，何か

の都合で，1～2週間セックスをしない時があると，つい下着の方に目が向いてしまう（D氏はあんな不潔な風俗にはいったことがないという）。地方に出張するとあっけらかんと外に下着が干してあるので危険だ。頭の中に下着が浮かんできて，盗んでしまいそうになる。

　早く暗くなるから，冬の季節はいい。夏は何時までも明るいので困る。女性の下着を見つけた時は，何か宝物を発見したように興奮して，足が震え，背中に汗をかく。D氏に罪の意識はなく，贖罪の意識はない。自分でもこの気持ちをどうしようもないので，治療して治したい。家族も彼女も協力して，SAG，SFGに1年間くらい通った。

Ⅲ　性依存症者の受診の推移

　性依存症は事件や犯罪として受け止めるだけではなく，「強迫的な性衝動行動を繰り返す心の病気」として理解することが必要である。しかしながら，治療的試みを実施している医療機関やリハビリ施設は，わが国にはほとんどないのが現状である。性依存症者の受診者は図1のように，うなぎ登りに増え続けたが，平成25年には減少した。

　当クリニックは，平成18年5月に性依存症の治療グループ（通称SAG：Sexual Addiction Therapeutic Group Meeting）を開始した。

Ⅳ　性依存症の内訳

　性依存症の受診者の内訳は図2をご参照いただきたい。
　痴漢行為が49％と半数をしめ，次に多いのが盗撮（12％＋5％）と露出症（4％＋3％）である。そして，強姦の相談事例は4％である。また夫の浮気相談（10％）もある。さらに，風俗通いが止まらない（8％）という相談もある。

Ⅴ　性依存症概念

　性依存症は国際疾病分類，ICD-10では，性嗜好障害（F.65）としてあげられている。小分類ではフェティシズム（F65.0），フェティシズム的服装倒錯症

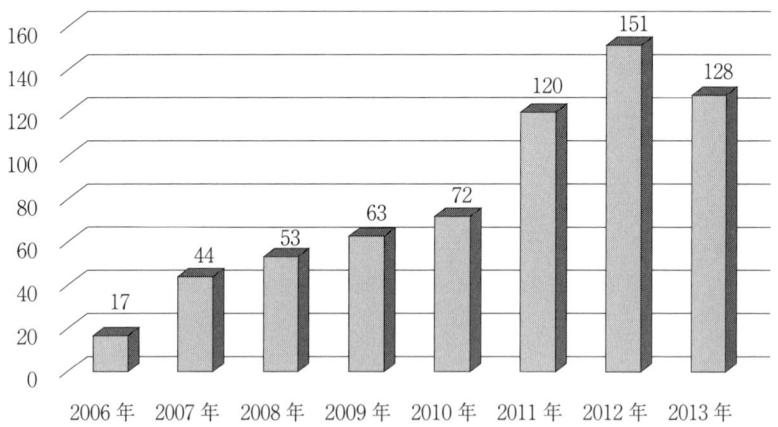

図1 性依存者の受診の推移

(F65.1), 露出症 (F65.2), 窃視症 (F.65.3), 小児性愛 (F65.4), サドマゾヒズム (F65.5), 性嗜好の多重障害 (F65.6), 他の性嗜好障害 (F65.8), 性嗜好障害, 特定不能のもの (F65.9) として分類されている。

また, 米国の精神疾患の分類と診断の手引き, DSM-Ⅳ-TR では性嗜好異常として記載されている。小分類では露出症 (302.4), フェティシズム (302.81), 窃触症 (痴漢) (302.89), 小児性愛 (302.2), 性的マゾヒズム (302.83), 性的サディズム (302.84) 服装倒錯的フェティシズム (302.3) 窃視症 (のぞき) (302.82), 特定不能の性嗜好異常 (302.9) として分類されている。日本での性依存症の状況とはやや趣を異にしているように思われる。

性依存症は性犯罪として, 性犯罪被害者が存在している場合と, 性犯罪被害者はいないが, 性的逸脱行動としてセルフコントロールができず, 社会生活が破綻する場合がある。われわれは表3のように性依存症を分類してみた。

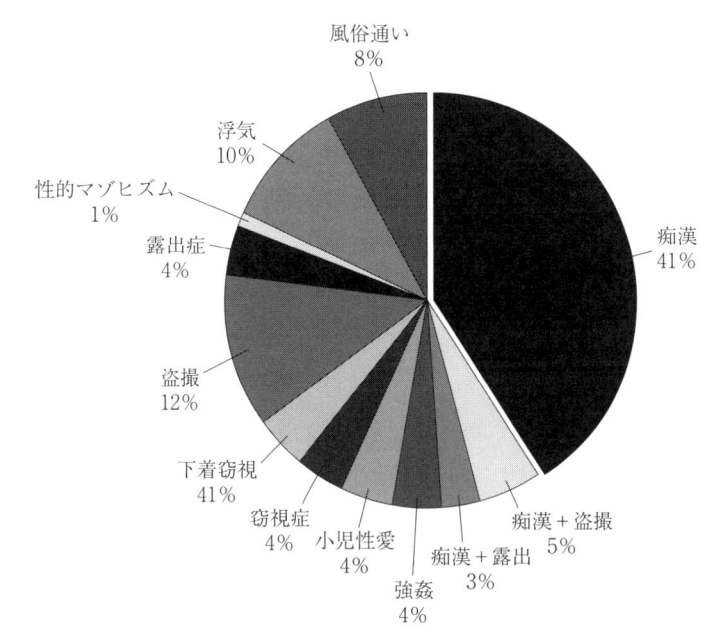

図2 性依存者の内訳（H22年度受診者）

痴漢 41%
痴漢＋盗撮 5%
痴漢＋露出 3%
強姦 4%
小児性愛 4%
窃視症 4%
下着窃視 4%
盗撮 12%
露出症 4%
性的マゾヒズム 1%
浮気 10%
風俗通い 8%

表3 性依存症概念の拡大

性依存症（行為・プロセス依存／関係依存）		
非合法タイプ（迷惑防止条例・強制わいせつなど）		合法タイプ
接触型	非接触型	
痴漢・小児性愛 監禁（性的サディズム） 強姦・快楽殺人 ネクロフィリアなど	盗撮・のぞき・露出 ストーキング フェティシズム 下着窃盗など	風俗通い 不倫・浮気 サーバーセックス 服装倒錯・自慰行為

VI 性依存症の精神病理

　性依存症者はほとんどが男性である。彼らは日常的に心の奥底に性嗜好のファンタジーを生涯保ち続けて消えることはない。彼らを「秩序型」と「無秩序型」と分けて述べることにする。秩序型の人たちは日常生活においては，大学教授，

医師，学校の先生，銀行マン，公務員，警察官，検事，裁判官等それなりの社会的地位・身分の高学歴の中年の人たちである。彼らを「秩序型」とする。彼らは妻帯しているが，ほとんどの者がかなりの長期間にわたってセックスレスの状況に置かれている（これは日本における独特の夫婦関係である。欧米ではセックスレス＝ラブレス）と考えられ，離婚に至る）。

「無秩序型」の人たちは未婚の若年者（大学生も含む）で軽度知的障害あるいは発達障害を有し，社会性は未熟で，長期間，正業に定着していることは少なく，未熟練労働の仕事（非正規雇用，派遣，パートタイマー等）に就いている者が多い。彼らは決まった恋人がいないので，セックスをする機会も少ない。彼らは，状況的なストレスの影響のもとで性嗜好行為を衝動的に，あるいは計画的に行うのである。

性依存症者の心の内面は，女性の感情がわからず，理解できず，冷淡で無関心である。彼らは女性に対して認知行動的歪みを持ち，女性を性の対象としてしか見ない異常な感覚の持ち主である。

性犯罪行為を行う瞬間はスイッチが入り，別人格が行為するような軽度の解離性意識のもとで，スリルと興奮と高揚感で最高の快感を感じるという。そして，見知らぬ女性を支配するという優越感を持ち，何度も同じ女性に痴漢行為を繰り返す場合には一方的な愛情すら感じるという。その性嗜好・ファンタジーは心の中にいつも保ち続け，一生涯消えることはない。チャンスがあれば，何十回，何百回，それ以上繰り返すのである。彼らは運悪く捕まってしまった，と思うだけで罪悪を感じることがなく，刑罰から学ぶことができない。そして性被害者の女性に対して，申し訳ないという気持ちがなく，贖罪の意識が欠如している。

Ⅶ　アディクションとしての性依存症

性依存症はアディクションであり，「心の病気」であり「現代病」である。依存症の対象は大きく「もの」「行為」「人間関係」に分けられるが，性依存症の場合は，女性を性の対象（もの）としてしか意識していない。愛する人間としての女性とは思っていないのである。性衝動（性犯罪）行為は，始まりから終わりま

での過程の中で得られる，スリルと興奮の高揚感と達成感で最高の快感にまで高められる。その時は，軽度の解離性意識のもとで行為しているという。彼らの行為は，強迫性・貪欲性・衝動性・反復性つまり，性嗜好のファンタジーが頭にこびりついて離れず，そのことばかりを追求する。思いついたらそれを行動に移してしまい，冷静に考えることができない。不思議なのは，その性依存症者は，ある者は痴漢だけ，ある者は盗撮だけ，ある者は露出だけという同じ行為を繰り返すことである。性依存症者には，自分の心が病んでいるという「病識」がない。非（反）社会性パーソナリティ障害でもあるので，何百回，それ以上の性嗜好（性犯罪）行為を繰り返しても，贖罪の意識もなく，自分で抑制することができなくなっている。そして，彼らの言葉と心と行動は乖離しているので，裏切られることもしばしばである。

Ⅷ 性依存症の非（反）社会性パーソナリティ障害

性依存症は非社会性パーソナリティ障害（ICD-10，表4）および反社会性パーソナリティ障害（DSM-IV-TR，表5）に相当するものと思われる。個人の発達の早期に体質的因子と社会的経験の両方の結果として現れるものと，人生のより後期に獲得されるものがある。これらのパーソナリティ障害の行動はある特定の社会的，文化的状況の中で引き起こされ，極端で際立った偏りの行動を示している。表4と表5を比較・検討してみると，性依存症者は60.2（a）の「他人の感情への冷淡な無関心」であり，女性に対してはまったくその通りである。また（b）の「フラストレーションに対する耐性が非常に低いこと」と，301.7（3）の「衝動性または将来の計画をたてられないこと」，さらに（5）の「自分または他人の安全を考えない向う見ずさ」等は彼らに酷似している。そして彼らのパーソナリティは60.2（b）の「社会的規範，規則，責務への著しい持続的な無責任と無視の態度」と，301.7（1）の「法にかなう行動という点で社会的規範に適合しないこと。これは逮捕の原因になる行為を繰り返し行うことで示される」と記載されているように共通している。続いて，性依存症者は60.2（e）の「罪悪感を感じることができないこと，あるいは経験，とくに刑罰から学ぶことができないこと」

表4　ICD-10

【F60.2　非社会性パーソナリティ障害】

（a）　他人の感情への冷淡な無関心
（b）　社会的規範，規則，責務への著しい持続的な無責任と無視の態度
（c）　人間関係をきずくことに困難はないにもかかわらず，持続的な人間関係を維持できないこと
（d）　フラストレーションに対する耐性が非常に低いこと，および暴力を含む攻撃性の発散に対する閾値が低いこと
（e）　罪悪感を感じることができないこと，あるいは経験，とくに刑罰から学ぶことができないこと
（f）　他人を非難する傾向，あるいは社会と衝突を引き起こす行動をもっともらしく合理化したりする傾向が著しいこと

表5　DSM-IV-TR

【301.7　反社会性パーソナリティ障害】

A．他人の権利を無視し侵害する広範な様式で，15歳以来起こっており，以下のうち3つ（またはそれ以上）によって示される．

（1）法にかなう行動という点で社会的規範に適合しないこと．これは逮捕の原因になる行為を繰り返し行うことで示される．
（2）人をだます傾向．これは自分の利益や快楽のために嘘をつくこと，偽名を使うこと，または人をだますことを繰り返すことによって示される．
（3）衝動性または将来の計画をたてられないこと．
（4）易怒性および攻撃性．これは身体的な喧嘩または暴力を繰り返すことによって示される．
（5）自分または他人の安全を考えない向こう見ずさ．
（6）一貫して無責任であること．これは仕事を安定して続けられない，または経済的な義務を果たさない，ということを繰り返すことによって示される．
（7）良心の呵責の欠如．これは他人を傷つけたり，いじめたり，または他人のものを盗んだりしたことに無関心であったり，それを正当化することによって示される．

と301.7の「良心の呵責の欠如．これは他人を傷つけたり，いじめたり，または他人のものを盗んだりしたことに無関心であったり，それを正当化したりすることによって示される」というパーソナリティ障害を持っている．

IX 性依存症者の家族

　性依存症者の家族にとっては，家族（夫や息子や父親）の性犯罪行為は青天の霹靂の驚愕の事件である．もっとも心のダメージを受け，自責の念にかられるのは母親である．なぜ，自分の息子がみだらな性犯罪行為をしたのか，自分の育て方が悪かったのだろうか，私が間違ったことを教えてしまったのだろうか，と母親自身が重度の適応障害，不安障害，身体障害等に陥り，精神科に入院してしまう場合もある．父親の方も混乱し，息子に殴る，蹴るの暴力をふるい，肋骨骨折をさせてしまった，と述べる父親もいた．
　妻も夫に対する嫌悪の激しい感情と夫婦関係における自責の念とが入り交じり，今後家庭生活を営む上で，どのように夫と接していいか，わからなくなっている．家族全体が事件に巻き込まれ，混乱状態になっているのである．

X 司法と医療と福祉の連携

　性依存症は性犯罪として司法の場で，罰金刑，執行猶予あるいは実刑判決を受け，処罰されているが，刑後まもなく再犯を繰り返しているのが現状である．司法関係者は，性犯罪者のアディクションの精神病理を考慮せず，法律によって裁いているだけで，刑後のことはほとんど考慮していない．短期間の矯正施設内処遇では不十分である．再犯にいたるアディクションの精神病理をターゲットにして，効果ある介入方法とアディクション精神医療への導入と治療継続，および社会生活全体を支援する福祉的援助が長期間必要である．
　今後，相互が包括的に連携し，それぞれの支援につながる修復的司法・医療・教育の形態が作り出せないかと模索していくつもりである．

性犯罪治療の国際的動向

――原田　隆之（目白大学人間学部）

I　犯罪・司法臨床における EBP

　一般的に性犯罪は刑事司法の問題であり，メンタルヘルスの問題ではないととらえられている。ひとたび性犯罪が生じると，それが被害者に及ぼす影響は甚大であるため，われわれ社会の側も性犯罪に対して法に基づいて処罰を科すとともに，防衛的になるのは当然である。しかし，犯罪・司法臨床の分野にも EBP（Evidence-Based Practice）のパラダイムが浸透するにつれ，性犯罪に限らず犯罪者を罰するだけの従来のアプローチや，GPS などによる電子監視は再犯防止に効果がなく，医療・教育・福祉などのヒューマン・サービスを加えたアプローチこそが，再犯防止に最も効果的であることが明白になってきた（Andrews & Bonta, 2010；原田，2009, 2011；MacKenzie, 2006）。

　したがって，「What works?」（何が効果的か）という問いに答えながら，エビデンスに基づく犯罪者処遇を充実させていくことが，今後求められるべき方向性であり，メンタルヘルスの専門家は，その重要な担い手の一人である。

II　かつての性犯罪治療

　それでは，性犯罪者に対する治療には具体的にどのようなものがあるのだろうか。かつては，精神力動的治療と薬物療法，そして行動療法がその主流であった。

　精神力動的治療では，性犯罪の背景には幼少期の抑圧された葛藤やネガティブな体験（被虐待体験など）があるとし，その解決こそが治療であると考える。しかし，膨大な研究の積み重ねにより，性犯罪に関する「精神力動的モデル」は理

論的にも実証的にも支持されなくなってきた（Andrews & Bonta, 2010）。

一方，性犯罪に対する行動療法は，強化の原理に基づき，不適切な性的ファンタジーや性行動に対し，嫌悪条件づけやマスターベーションの再条件づけなどを行うものである。嫌悪条件づけでは，不適切なファンタジー（たとえば，子供に対する性行動）を想起させ，電気刺激や臭気などの不快刺激を対呈示することによって，問題のある性的行動を消去しようとする。マスターベーションの再条件づけでは，適切な性的刺激によってマスターベーションをさせた後，不適切な性的刺激を呈示し，さらにマスターベーションを続けさせるなどの手続きによって，性的飽和状態との連合を図る。しかし，純粋に行動的な介入だけでは効果は限定的であり，態度，期待，信念などの認知的要因にも働きかける必要があることが次第に明白になってきた（Fernandez, Shingler & Marshall, 2005）。

III　性犯罪への認知行動療法と治療三原則

こうして，現在，性犯罪治療の第一選択肢は認知行動療法であると考えられるようになった。

性犯罪への認知行動療法の理論的背景を説明するためには，まず性犯罪のリスク因子を考慮する必要がある。Andrews & Bonta（2010）は，性犯罪のリスク因子は，基本的には一般犯罪と変わらないが，性犯罪特有のものもあると述べている。彼らは，犯罪治療に関する8つのメタ・アナリシスから，一般的犯罪のリスク因子を導き出し，特に重要なもの（効果量が大きいもの）を Big 4 と呼んだ。それには①反社会的交友，②過去の犯罪歴，③反社会的態度，④反社会的パーソナリティが含まれる。このほか中程度の効果量であるもの，すなわち，⑤余暇活用の不適切さ，⑥教育・雇用上の問題，⑦家族葛藤，⑧物質使用の4因子を加えて Central 8 と呼んでいる。

Hanson & Morton-Bourgon（2004）は，性犯罪特有のリスク因子として，性的逸脱（異常な性的関心や性的とらわれ），不適切な性的態度（性犯罪を許容する態度）や親密性欠如などを挙げている。一方，性的被虐待歴など幼少時の不幸な環境，精神的苦悩，知能，精神病理などは性犯罪のリスク因子ではなかった（表1）。

表 1　一般犯罪および性犯罪のリスク因子と効果量

一般犯罪リスク因子(Andrews et al., 2010)		性犯罪リスク因子(Hanson et al., 2004)	
	平均効果量(r)		平均効果量(r)*
反社会的交友	0.28	性的逸脱	0.15
過去の犯罪歴	0.25	反社会的態度	0.11
反社会的態度	0.23	不適切な性的態度	0.08
反社会的パーソナリティ	0.22	親密性の欠如	0.08
余暇活用の不適切さ	0.21	小児期の環境不全	0.04
教育・雇用上の問題	0.17	一般的な心理的問題	0.02
家族葛藤	0.16		
物質使用	0.13		

*元論文では Cohen's d で報告されていたため，r に換算した。

　Hanson & Harris（2000）は，これら比較的安定したリスク因子に加えて，急性リスク因子にも着目した。それは，犯罪の直前に生じ，犯罪に向けて直接的な引き金を引くものであり，被害者との遭遇，性的とらわれ，治療の拒否などが再犯と関連が大きかった（Hanson, Harris, Scott et al., 2007）。

　Andrews & Bonta（2010）は，これら犯罪のリスク因子を治療に結びつけるにあたって，「犯罪治療三原則」を提唱した。第一の原則は，リスク原則である。これは治療の形式に関するものであり，個々の性犯罪者に対してリスク因子を系統的にアセスメントし，リスクの程度に応じた強度で治療を実施するべきというものである。つまり，リスクの小さな者には最低限度の治療を，リスク大きい者にはできる限りの治療資源を傾けて高密度の治療をということである。ここで大切な点は，リスクの小さい者に強度の大きな治療（たとえば，長期間高頻度で数多くの内容を詰め込んだ治療セッションを実施する）をしてはならないという点である。なぜなら，そのようなリスク原則を無視した治療では，再犯率が逆に高くなってしまうことが明らかになっているからである（Andrews & Bonta, 2010）。

　第二原則は，ニーズ原則と呼ばれ，治療内容に関する原則である。すなわち，リスク因子のうち可変的なもの（Central 8 では，過去の犯罪歴を除いたすべての因子）を治療ニーズとしてとらえ，治療の標的とするということである。精神力動的治療で述べたような，過去のトラウマは性犯罪のリスク因子ではないため，

治療ニーズとはならないので，そのような治療は不適切ということになる。一方，性犯罪によく見られる治療ニーズの例を挙げると，性犯罪を肯定するような「反社会的態度」があり，それには「目先の快のためには他人の権利を侵害しても構わない」，「見つからなければ犯罪を行っても構わない」などと考える傾向があてはまる。さらには，急性リスク因子を回避するためのスキルや，万一遭遇した場合の対処なども治療の焦点となる (Hanson, 2006)。

第三の原則は，治療応答性原則と呼ばれ，クライエントと治療アプローチのマッチングに関する原則である。つまり，人間の行動原理に適合し，治療に応じてクライエントが応答（変化）するような治療を行うべきというもので，上述したような反社会的態度を変化させる上でも，さらに，急性リスク因子を回避するためのスキルを学習させるためにも認知行動療法が最適である。

このように，こうした理論的基盤に基づけば，性犯罪には認知行動療法を適用すべきであると結論できる。また，犯罪治療においては，治療動機づけは大きな問題で，これが小さい者にはいかによい治療であっても所期の効果を得ることができない。したがって，動機づけが低い者には，動機づけを高めるような働きかけをまず行うことも，治療応答性原則に適った治療である。動機づけを高めるための介入には，動機づけ面接法 (Miller & Rollnick, 2013) がある。

これら三原則を無視した犯罪者治療の効果量は $r = -0.02$ である（つまり，再犯率をわずかであるが高めてしまう）のに対し，3つすべてに従った場合は，$r = 0.26$ となる (Andrews & Bonta, 2010)。

IV　リラプス・プリベンション

さて，それでは性犯罪に対する認知行動療法とは，具体的にはどのようなものであろうか。現在のところ，世界中で最も広く活用され，最も多くのエビデンスが蓄積されている治療モデルは，リラプス・プリベンション・モデル (Relapse prevention model：以下 RP と呼ぶ) である。むしろ，効果的な性犯罪者治療のうち，RP の治療要素を含まないものは1つもないと言ってよいほどである (Laws, Hudson & Ward, 2000)。

RPは，元来物質依存症の治療法として開発されたもので，アルコールや違法薬物，タバコなど，物質の再使用（relapse）を防止するために非常に有効な治療モデルである（Marlatt & Gordon, 1985）。RPはその後，摂食障害（特に過食），ギャンブルなどの行動的アディクションの治療モデルとしても活用が広がり，さらにうつ病や統合失調症などの再発防止にも活用されているが（Marlatt & Witkiewitz, 2005），これをPithers（1990）が性犯罪の再犯防止のために応用し，一気にこの分野での活用が広まっていった。わが国の刑務所において2006年から実施されている「性犯罪者再犯防止プログラム」もRPモデルに基づいたものである（法務省，2006）。

　RPの基本は，問題とする行動に至りやすい「ハイリスク状況」を同定し，それに対するコーピング・スキルを学習させるというものである。たとえば，痴漢のハイリスク状況として多いのは，朝夕の満員電車，仕事のストレスなどである。こうしたハイリスク状況に対して痴漢という問題行動によって対処するのではなく，適切な対処行動を学習させることが治療の中核となる。つまり，満員電車には乗らずに自転車通勤に変える，それが無理な場合は通勤時間を早めて空いた電車で座って通うようにする，ストレスが溜まった場合は運動をしたり，趣味の活動をしたりしてストレスに対処するなどである（原田，2013）。

　性犯罪に対するRPの基本には，性犯罪者は自らのストレスや陰性感情に気づく能力が不十分で，コーピング・スキルにも乏しいため，ハイリスク状況において「性犯罪スキーマ」とも呼べる反社会的態度や信念，逸脱した性的関心が活性化されると，性犯罪へと至りやすくなるという考え方がある。したがって，治療においては自身のハイリスク状況や感情への気づきを高め，それに対処するためのコーピング・スキルを学習させることが中心になる（Laws, Hudson & Ward, 2000；Pithers, 1990；Pithers, Marques & Gibat, 1983）。

　しかし，当然のことながら，これだけで治療が完結するわけではない。RPには，そのほかのリスク因子に対応した付加的治療要素が数多くある。たとえば，性犯罪を再び行いたいという性的衝動（渇望）への対処，性犯罪に至る一見関連のない決断（apparently irrelevant decision）や行動の合理化への認識と回避，性犯罪親

和的な認知の修正，性的行動に代わる代替行動の学習などがある。

SOTEP（Sex Offender Treatment and Evaluation Project）は，米国で実施された性犯罪治療の大規模臨床試験であるが，その際用いられたプログラムは，RPモデルに基いて，さまざまなコーピング・スキル訓練，ストレス・マネジメント，リラクセーション訓練，アンガー・マネジメントなどが組み込まれていた（Marques, Nelson, Alarcon et al., 2000）（ただし，SOTEPには有意な効果がなかったことが報告されている）。

また，わが国では原田（2013）が，性犯罪者に対するRPに基づいた治療プログラムを開発し，精神科クリニックで実施している。そのプログラムの内容は，生活スケジューリング，渇望への対処，性犯罪に対する期待の修正，ソーシャル・サポートの構築，アンガー・マネジメント，抑うつのマネジメント，ストレス・マネジメント，代替行動の学習などから成っている。

このように，RPプログラムはコーピング・スキル訓練を中核に置きながらも，性犯罪者の数多くのリスク因子に対処するための多面的プログラムであるところに特徴がある。それは，単に「性犯罪をやめる」という単純な治療目標に基づくものではなく，これまで長い時間をかけて作られてきた「性犯罪親和的な態度，価値観，ライフスタイル」，すなわち性犯罪のリスク因子の修正を目的とするものである（図1）。

V　リラプス・プリベンションのエビデンス

これまで性犯罪に対するRPの有効性に関する評価は，数多く実施されており，ほとんどのメタ・アナリシスで小さいながらも確実に有意な効果が報告されている。たとえば，Hansonら（2009）のメタ・アナリシスでは効果量は，OR = 0.66（95%CI = 0.49 − 0.89）であった（ランダム効果モデル）。これを再犯率で見ると，治療群が10.9%であるのに対し，対照群は19.2%となる。この結果は，これまでの大規模メタ・アナリシスともおおむね一致している（Hanson, Gordon, Harris et al., 2002；Lösel & Schmucker, 2005；MacKenzie, 2006）（表2）。これらを見ると，RPに基づく認知行動療法には，大きくはないが確実な効果があると言ってよい。もちろん

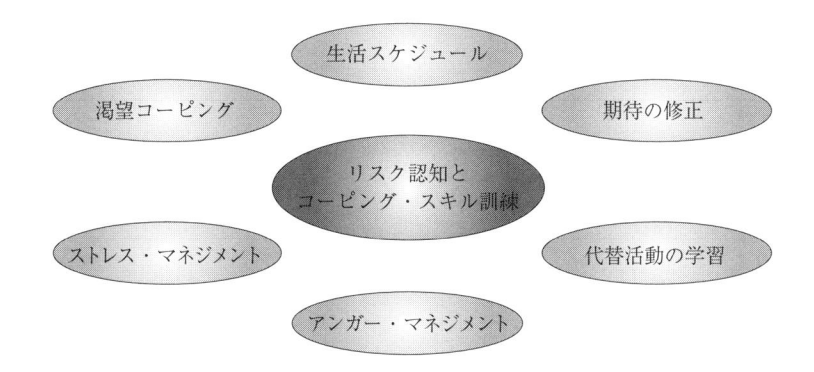

図1 リラプス・プリベンション・モデル

表2 認知行動療法に基づいた性犯罪治療のメタ・アナリシス

Author	OR	95%CI	N（κ）
Hanson et al., 2002	0.81	0.70 – 0.93	8,164（38）
Lösel et al., 2005	0.68*	0.89 – 0.54	N/A（35）
MacKenzie, 2005	0.49*	0.37 – 0.63**	1,341（ 7）
Hanson et al., 2009	0.66（random effect）	0.49 – 0.89	6,746（22）
	0.77（fixed effect）	0.65 – 0.91	

N＝参加者数　κ＝研究数
*元の論文では，非治療群／治療群のORであったため，逆数に換算した。
**元の論文では報告されていなかったため，1次研究のデータを元に計算した。

　これが十分に満足のいくレベルであるとは言えないかもしれないが，効果量自体は身体疾患の分野と比較しても遜色はない（Marshall, 2006）。

　一方，性犯罪治療を評価する際の最大の問題点は，概して，この分野の一次研究には，方法論上の欠陥があるものが多く，そもそもRCT自体が非常に少ないということである（Marshall, 2006）。通常，準実験などの方法に頼ると効果量を大きく見積もってしまう傾向があるため，厳密な方法を採用した研究に的を絞ると効果量は小さくなり，もはや有意ではなくなることもある（Lösel & Schmucker, 2009）。また，フォローアップ期間の長さ，再犯の定義（逮捕か有罪判決か，あるいは自己報告かなど）によって再犯率のアウトカムが異なってくる。さらに，

治療場面（施設内か社会内か），治療実施者のRPへの習熟度なども問題になってくるだろう。

VI リラプス・プリベンションへの批判

性犯罪者に対するRPには，多くの批判があることもまた事実である。まず，性犯罪というものがきわめて多様であり，そもそもアディクションの疾患概念をすべての性犯罪に当てはめた治療には無理があるという批判がある（Laws & Ward, 2006；MacKenzie, 2005）。性犯罪が疾患であるのかどうか，あるいは疾患であるとしても単一の疾患と見なしてよいのかなどの概念が十分に整理されておらず，中にはアディクションのモデルが適合するようなもの（たとえば，痴漢，盗撮，露出など）もあれば，そうではないもの（たとえば，集団強姦，小児性愛など）もある。Pithers（1990）の概念化では，こうした多様な性犯罪をひとくくりにして，いわば乱暴にRPの枠組みの中に押し込めたため，RPの治療になじまないものがある。

一方，Ward & Hudson（2000）は，Andrewsの犯罪治療三原則と性犯罪RPの両者について，批判を展開している。彼らはまず，これらのアプローチは犯罪者のリスクにのみ焦点を当て，リスクの除去に腐心するあまり，ポジティブな面を伸張するという面を軽視していると述べる。これは，近年注目を集めているポジティブ心理学的な観点からの批判である。さらに彼らは，性犯罪者が犯行に至る多様な経路を「自己統制モデル」（self-regulation model）によって類型化した上で，RPは性犯罪に至る多様な経路を簡略化しすぎており，たとえば治療動機づけが欠如している犯罪者（彼らの言う「確信接近型」性犯罪者）には効果が期待できないと述べる。このような犯罪者にリスクの除去を説いても，反発を招くばかりでそもそも治療の枠組みに乗せることができないからである。

その上で，彼らは，「グッド・ライブズ・モデル」（good lives model：GLM）による治療を提唱する。これは，性犯罪者とて人生に対して価値あるもの（good）を求める傾向は一般の人々と同じで，その方法が不適切であるにすぎないという前提に立つ。たとえば，他者との親密な関係というものは，人生におけるgoodであるが，性犯罪者はそれを同意に基づかない性的関係などで満たそうとしてい

るのであり，その手段が問題なのだと考える。したがって，治療においてはそのgoodを適応的手段で獲得していくための方法を，治療的協働関係の中で見出していくべきだとする（Laws & Ward, 2006 ; Ward & Gannon, 2006）。

　確かに，このモデルは耳障りがよく，アピールするところ大であるかもしれない。しかし，一番の問題は，治療効果のエビデンスが不十分だという点である。Andrewsの三原則は，理念的なものではなく，これまでの犯罪者治療における大規模な評価研究から導き出された実証的なものであるから，いくら目新しい治療ものであっても三原則を無視した場合，治療効果は期待できない。

　さらに，GLMには提唱者が強調するほどの臨床的な目新しさや付加価値があるようにも思えない。実際，GLMは三原則のうちの治療応答性原則のみに対応した治療モデルに過ぎない。つまり，主として治療動機づけを高めるものであるが，治療動機づけを高めるには，動機づけ面接法という非常にエビデンスが豊富な技法があり，GLMにはそれを凌ぐほどのエビデンスはない。さらに，GLMではgoodを得るための方法（つまりはコーピング・スキル）を付与するというが，その意図するところは，RPとさほどの違いはない。

　結局，Wheeler, George & Stoner（2006）は，従来のRPにより厳格に治療三原則を適用させた上で，弁証法的行動療法を組み合せることを提唱している。弁証法的行動療法とは，元来境界性パーソナリティ障害の治療のために開発された，いわゆる「第3の認知行動療法」の1つである（Linehan, 1993）。弁証法的行動療法には多くのエビデンスがあるが，これを性犯罪RPに組み合わせた場合，現時点では確かなエビデンスがあるとは言えない。

　いずれにしろ，RPが性犯罪治療の第一の候補であり続けるという認識はRPを批判する立場であっても共通である。一方，そうは言ってもRPだけで完結するものではないという認識は，RPの支持者にも共通している。今後，性犯罪者治療の効果を一層高めるための方向性は，批判者自身が述べているようにRPの放棄ではなく，「RPの再考」にあるのだと言えるだろう。

Ⅶ　わが国の性犯罪治療への応用

　これまで海外の性犯罪治療の動向について紹介したが，言うまでもなくこうした国外の知見をわが国にそのまま適用することはできない。なぜなら，犯罪は社会を映す鏡のようなものであり，時代や場所が変わればそれに応じて犯罪内容も変わってくるからである。たとえば，日本で最も多い性犯罪は痴漢や盗撮であるが，北米では強姦や小児性愛が多い。痴漢のような犯罪は混雑した満員電車で行われることが多いためであるし，さらには日本人独特のメンタリティや文化的背景が影響しているのかもしれない。したがって，わが国においては，日本の文化・社会的背景などを十分に考慮した「RP の再考」が必要となるだろう。

文　献

Andrews DA & Bonta J (2010) The Psychology of Criminal Conduct. 5th ed. Cincinnati：Anderson Publishing.
Fernandez YM, Shingler J & Marshall WL Putting "behavior" back into the cognitive behavioral treatment of sexual offenders. In Marshall WL, Fernandez YM, Marshall LE, et al. (eds.) Sexual Offender Treatment：Controversial Issues. Wiley.
Hanson RK (2006) Stability and change：Dynamic risk factors for sexual offenders, 17-32. In Marshall WL, Fernandez YM, Marshall LE, et al. (eds.) Sexual Offender Treatment：Controversial Issues. Wiley.
Hanson RK, Bourgon G, Helmus L, et al. (2009) A Meta-Analysis of the Effectiveness of Treatment for Sexual Offenders：Risk, Need, and Responsivity. Public Safety Canada.
Hanson RK, Gordon A, Harris AJR, et al. (2002) First report of the collaborative outcome project on the effectiveness of psychological treatment for sex offenders. Journal of Research and Treatment, 14 (2)；169-194.
Hanson RK & Harris AJR (2000) Where should we intervene?：Dynamic predictors of sex offense recidivism. Criminal Justice and Behavior, 27；6-35.
Hanson RK, Harris AJR, Scott T et al. (2007) Assessing the risk of sexual offenders on community supervision：The dynamic supervision project. Public Safety Canada.
Hanson RK & Morton-Bourgon K (2004) Predictors of Sexual Recidivism: An Updated Meta-Analysis. Public Works and Government Services Canada.
原田隆之 (2009) 性犯罪者の治療は可能か：性犯罪者治療の光と陰．性とこころ，1(1)；50-55.
原田隆之 (2011) 司法・矯正領域における行動分析学．臨床心理学，12(1)；46-52.
原田隆之 (2013)「性依存症」に対する認知行動療法．外来精神医療，13(2)；38-43.

法務省（2006）性犯罪者処遇プログラム研究会報告書.
http://www.moj.go.jp/content/000002036.pdf（2014 年 1 月）
Laws DR, Hudson SM & Ward T（2000）The original model of relapse prevention with sex offenders. In Laws DR, Hudson SM & Ward T（eds.）Remaking Relapse Prevention with Sex Offenders：A Sourcebook. Sage Publications.
Laws DE & Ward T（2006）When one size doesn't fit all：the reformulation of relapse prevention. In Marshall WL, Fernandez YM, Marshall LE et al.（eds.）Sexual Offender Treatment：Controversial Issues. Wiley.
Linehan MM（1993）Cognitive-Behavioral Treatment of Borderline Personality Disorder. Guilford Press.
Lösel F & Schmucker M（2005）The effectiveness of treatment for sexual offenders：A comprehensive meta-analysis. Journal of Experimental Criminology, 1；117-146.
MacKenzie LD（2006）What Works in Corrections?：Reducing the Criminal Activities of Offenders and Delinquents. Cambridge University Press.
Marlatt GA & Gordon JR（eds.）（1985）Relapse Prevention：Maintenance Strategies in the Treatment of Addictive Behaviors. 1st ed. Guilford Press.
Marlatt GA & Witkiewitz K（2005）Relapse prevention for alcohol and drug problems. In Marlatt GA & Donovan DM（eds.）Relapse Prevention：Maintenance Strategies in the Treatment of Addictive Behaviors. 2nd ed. Guilford Press.（原田隆之訳（2011）リラプス・プリベンション：依存症の新しい治療．日本評論社）
Marshall WL（2006）Appraising treatment outcome with sexual offenders. In Marshall WL, Fernandez YM, Marshall LE et al.（eds.）Sexual Offender Treatment：Controversial Issues. Wiley.
Marques JK, Nelson C, Alarcon JM et al.（2000）Preventing relapse in sex offenders. In Laws DR, Hudson SM & Ward T（eds.）Remaking Relapse Prevention with Sex Offenders：A Sourcebook. Sage Publications.
Miller WR & Rollnick S（2012）Motivational Interviewing：Helping People Change. 3rd ed. Guilford Press.
Pithers WD, Marques JK, Gibat CC et al.（1983）Relapse prevention：A self-control model of treatment and maintenance of change for sexual aggressives. In Greer J & Stuart IR（eds.）The Sexual Aggressor：Current Perspectives on Treatment. Van Nostrand Reinhold.
Pithers WD（1990）Relapse prevention with sexual aggressors：A method for maintaining therapeutic gain and enhancing external supervision. In Marshall WL, Laws DR & Barbaree HE（eds.）Handbook of Sexual Assault. Plenum.
Ward T & Hudson SM（2000）A self-regulation model of relapse prevention. In Laws DR, Hudson SM & Ward T（eds.）Remaking Relapse Prevention with Sex Offenders：A Sourcebook. Sage Publications.
Ward T & Gannon T（2006）Rehabilitation, etiology and self-regulation：The good lives model of sexual offender treatment. Aggression and Violent Behavior, 11；77-94.
Wheeler JG, George WH & Stoner SA（2006）Enhancing the relapse prevention model for sex

offenders : Adding recidivism risk reduction therapy to target offenders' dynamic risk needs. In Marlatt GA & Donovan DM (eds.) Relapse Prevention : Maintenance Strategies in the Treatment of Addictive Behaviors. 2nd ed. Guilford Press.

日本における性犯罪再犯防止
プログラムの現状と課題

——藤岡　淳子（大阪大学大学院人間科学研究科）

I　はじめに

　与えられたテーマは,「国内での性犯罪者対策」であるが,「性犯罪者対策」とすると予防, 捜査, 裁判, 処遇と範囲が広がり筆者の手に負えないこと, 課題は,「性犯罪者」への対策ではなく,「性犯罪」行動への対策と考えること, から標題とした。

　日本において,「性犯罪」への対応が求められるようになったのはここ10年ほどのことであろうか。直接的には, 平成16年の奈良女児誘拐殺害事件を契機に法務省で性犯罪再犯防止プログラムが導入されたことが大きい。間接的には, 被害者の声が社会に届くようになってきていたこと, 女性の人権に関する意識が進み, 個人の自由としての性的自由の侵害が看過できないという認識が高まったこと, 子どもに対する虐待の悪影響の甚大さへの共通理解が深まったこと, 時代の流れに即した裁判を始めとする法執行制度の改変が求められていたこと等の要因があろう。本稿では, 日本における性犯罪再犯防止に関わる心理教育的プログラムの現状を概観し, これからの課題について考える。

II 法務省の性犯罪再犯防止プログラムの現状

1. 刑務所におけるプログラム

　概要に関しては，平成18年版犯罪白書〜刑事政策の新たな潮流の第4章第4節に詳しいが，簡単にまとめておく．

　「性犯罪再犯防止指導」は，「特別改善指導」の一つとして実施されている．対象者は，①受刑罪名および犯行動機等の事件の内容，②常習性，③性犯罪につながる問題性の大きさ等の観点から判断され，優先度が高いと判断された受刑者は，詳細な検討を行うため，全国8刑事施設の調査センターに移送される．調査センターでは，リスク・アセスメント尺度などによって再犯リスクや処遇ニーズを判定し，高密度，中密度および低密度のプログラムのコースを決定する．知的障がいのある者に対しては，「調整プログラム」と呼ばれる特別なプログラムもある．対象者は，受講の意義を理解し，動機付けを高めるためのオリエンテーションを受けたのち，指定された全国20の刑事施設のいずれかに移送され，そこで受講する．

　プログラムは，2名程度の指導者と8名程度の受講者によって構成されるグループを中心に実施される．1回100分を基本として，高密度で64回，中密度で約50回，低密度で14回実施される．例えば，高密度であれば，週2回で8カ月程度となる．内容は，性犯罪を防ぐための自己統制力を身に付けさせることを中心として，性犯罪行動を支える認知の歪みの修正，対人関係スキルの習得，共感性や被害者に対する理解を深めるといったことを目標としていて，カナダ矯正局で1990年代に実施されていた認知行動療法を基盤にしたものである．再犯防止効果が一定実証されているカリキュラムとワークブックを用いて，研修を受けた職員が実施していることは評価できる．

　また，プログラム修了後，釈放前にあらためて，自己統制，対人関係スキル等を復習し，更生の決意を再確認するメインテナンス・プログラムも用意されている．

2. 保護観察所におけるプログラム

　保護観察所では,類型別処遇の一つとして,性犯罪者処遇プログラムが実施されている。強姦,強制わいせつ等の性犯罪を行った者のほか,下着窃取等犯罪の原因・動機が性的欲求に基づくと認定された仮釈放者および保護観察付き執行猶予者が対象となる。仮釈放者と保護観察付執行猶予者では,かなりリスクが異なることに注意を要する。

　必要に応じてオリエンテーションのための導入プログラムを行ったあと,核となるのは,コアプログラムと呼ばれるもので,「性犯罪のプロセス」,「認知のゆがみ」,「自己管理と対人関係スキル」,「被害者への共感」,「再発防止計画」の5課程からなる。東京,名古屋,大阪,福岡の大都市の保護観察所においては,「特別処遇実施班」が設置されていて,グループワーク又は個別指導によって実施されている。その他の保護観察所においては,保護観察官が基本的には個別指導により実施される。全部で5回のセッションをおおむね2週間に1回行い,3カ月程度で修了する。

　必要に応じて,指導強化プログラムおよび家族プログラムが用意されている。指導強化プログラムは,保護観察開始時に判定した対象者のリスクに応じて決められた頻度で保護観察官が面接を実施し,かつ保護司との連携により対象者の生活実態を詳細に把握し,具体的な指導助言を行う。また,チェックリストを用いて,再犯の予兆を把握し,迅速に対処することに努める。

　家族プログラムは,実施対象者の家族に対し,処遇プログラムの内容および受講の必要性について理解を深めてもらい,対象者がコアプログラムを継続的に受講するための協力を依頼するとともに,必要な相談助言を行う。保護観察期間中,時には受刑中から,保護観察官が家族と面接する,あるいは家族を集めてグループワークを行うことにより実施する。

3. 効果評価

　法務省の性犯罪者処遇プログラムについては,刑務所・保護観察所ともにそれぞれ効果評価の結果が公表され,法務省のホームページで閲覧できるので,詳し

くはそちらを参照されたい。

　結果のみを再掲すると，日本の刑務所の性犯罪者処遇プログラムは，受講者の再犯率は，非受講者に比して，性犯罪に限らない再犯全体で7.7ポイント低く，その差は統計的に有意であって，再犯率低下に一定の効果をあげていると認められる。保護観察所のプログラムは，保護観察付執行猶予者（低リスク）で13.6ポイント，仮釈放者（高リスク）で7.4ポイント低下させており，その差は統計的に有意であり，こちらも一定の効果をあげていると認められる。

　ただし，一概には比較できないが，Aosら（2006）に見る刑務所内プログラム14.9％，社会内プログラム31.2％の低下率と比べると，両方とも半分程度の割合であり，まだプログラム改善の余地はあると考える。こうした効果評価結果が公表されたことは，重要な一歩であり，研究に基づいて，より効果的なプログラムにするための改善が行われていくものと期待している。

III　法務省以外のプログラムについて

　法務省のプログラムは，有罪判決を受けて刑務所に入る，あるいは少なくとも保護観察付執行猶予とならなければ受講することができない。法執行機関のプログラムは，受講させるか，させないかの決定権は法執行機関側にある。ただ，性犯罪行動は，それ以外では反社会性の低い，教育反応性のよい対象者も多く，本人や家族が支援を求めていることもしばしばあるように思われる。現時点で，法務省以外のプログラムはそれほど多様にあるわけではないが，被害者を減らすためにも，今後より早い時点で，性犯罪行動変化のための介入が可能になる体制を作っていくことも必要であろう。現時点での法務省以外のプログラムについて概観しておく。

1. 大阪府子どもを性犯罪から守る条例

　大阪府では，「子どもを性犯罪から守る条例」に基づき，2012年10月から，「子ども（18歳未満）に対する性犯罪を犯し，これらの罪に係る刑期の満了の日から5年を経過しない者で府の区域内に住所を定めたものは，住所等の届出義務」

を科すとともに，「届出を受けたときは，社会復帰に関する相談その他必要な支援を行う」ことになっている。

　この制度については，施行後1年を経て，まだ大阪府から結果の評価についての報告や公表がなされていない。実際に子どもを性犯罪から守る効果があるのか，刑期満了者が届出などするのか，刑期満了後に届け出を義務づけるのは人権侵害ではないかといった批判がありうるが，特徴は「社会復帰に関する相談その他必要な支援」が明記されていることである。監視志向の集中的監督プログラムは再犯率を低下させないが，処遇志向の集中的監視プログラムは，21.9％も再犯率を低下させている (Aos et al., 2006)。

　大阪府の制度は，法務省のプログラム開始後に欧米で組み込まれるようになった，性犯罪者処遇プログラムの先進的モデルであるグッド・ライフ・モデルを取り入れたワークブックを作成し，専門の支援員を支援に充てていて，処遇プログラムがうまく機能すれば，一定の効果をあげる可能性がある。また，刑務所のプログラムは全国版の施設内でのプログラムで，地域に戻った際に，施設内で学んだことを実際の社会生活で生かすためには一定の移行期間が必要であるが，その点が抜けていること，また保護観察所のプログラムは仮釈放がもらえなかったいわば最も監督を必要とする出所者が対象とはならないことから，大阪府の制度は，後述する地域社会内での，出所者の社会再参加の過程を支え，再犯率を低下させることができる可能性がある。今後の大阪府からの結果の公表を期待している。

2. 性問題行動のある子どもと性非行のある少年等への対応

　成人対象のプログラムを中心に述べてきたが，問題とされる性行動は，前思春期である小学校高学年くらいから始まることも珍しくはない。保護者や教師にとって，子どもの性問題行動は扱いにくい問題であるようだ。各地の児童相談所や児童自立支援施設，児童養護施設といったところで，「ロードマップ」(カーン，2011) などのワークブックを用いた個別面接を実施しているところが見られる。児童相談所は，各都道府県あるいは政令指定都市単位のため，取り組みを行っている自治体以外に居住している場合参加できないという限界を感じている。例え

ば，近隣の児童相談所が協働して，地域で実施するというようなことは不可能なのであろうか？

　少年院でも性非行のある少年のための教育プログラムが，平成25年に北海道と福岡の少年院で開始された。後者については，地域内で，性犯罪処遇プログラムのある刑務所や保護観察所，医療機関と研究会を持ち，知識や技能の向上および施設内から社会内処遇への移行についても知見を集積する試みがなされている。今後に期待している。ただ，もちろんここでも少年院に入らないとプログラムも受講できない。

　性問題行動への対応という意味で，もう一つ関心が高まっている領域としては，知的障がいなどのなんらかの障がいがある子ども，少年，成人を支援・教育している施設，学校などがある。今のところ個別対応に留まっているが，今後，それぞれの領域の支援の専門家と性問題行動プログラムの専門家との協働作業で，特別なニーズに対応するプログラムを開発・実践していくことが望まれる。

3. 民間のプログラム

　実態の把握は難しいが，首都圏での榎本クリニック，近畿圏での「もふもふネット」などいくつかの民間のプログラムがある。榎本クリニックは，医療の枠組みで性依存症としての治療を行っており，もふもふネットは，臨床心理士，精神保健福祉士，弁護士が組んで，心理教育プログラム＋社会定着支援として実施している。

　北米などの性犯罪者処遇プログラム先進地域では，民間の臨床心理士あるいはソーシャル・ワーカー等がプログラム開発・実践を担い，行政機関等がそこに委託するという形態もよく見られる。性問題専門カウンセラーの資格を政府が発行している州も見られる。

　現時点では，性加害行動を持った当事者あるいはその家族が，問題となる行動を変化させようとしても，それを支援してくれる専門家や機関はなかなか見つからないというのが現状であろう。法執行機関や行政機関と連携しつつ，その限界を補う民間の受け皿が充実していくことも期待される。

Ⅳ　今後の課題

プログラム自体に関する具体的なことも多々あるが，全体としては，現在バラバラに実施されているプログラムが最大限の効果を発揮できるよう「概念」を整理し，「対策」の方向性を定めていくことが重要であると考えている。

1. 概念の整理～性犯罪，性依存症，そして性嗜癖行動

「性犯罪」は，基本的に法律上の概念である。見つかれば処罰される可能性のある行為で，日本の刑法であれば，「わいせつ，姦淫及び重婚の罪」が規定されている。下着盗であれば，窃盗，性器露出等であれば迷惑防止などの条例で裁かれることもありうる。他方，精神医療領域では，例えば「精神疾患の分類と診断の手引き」(DSM-5) (2013) では，Paraphilic Disorder の項目の下，窃視，性器露出，窃触，性的マゾヒズム，性的サディズム，小児性愛，フェチシズム，服装倒錯，その他の特定されたおよび特定されない性嗜好障がいが挙げられている。前版の DSM-Ⅳでは，Paraphilias（性嗜好異常）あるいは Voyeurism（窃視症）等となっていたのが，すべて Paraphiric Disorder, Voyeuristic disorder 等，～的障がいとなっている。いずれにせよ強姦も強制わいせつも含まれていない。

本書では，「性依存症」という用語もしばしば使われている。その場合，「性依存症」は，依存症の一つとして，行動あるいはプロセスへの依存として扱われる。「医療」の分野で性的問題行動あるいは性犯罪行動を「治療」しようとする場合，「性依存症」の概念が使われることが多い。「依存症」概念は，DSM とは異なり，その成立機制や回復過程に関する知見も含まれており，「性依存症」とみなすことによって，「性犯罪」への治療教育プログラムが発展してきたという経緯もある。例えば，「再発防止モデル」や「動機づけ面接」は元々依存症治療の領域で発展したものであり，それを性犯罪治療の領域に組み込んでいくことに関しては議論もあった (Laws, 1989)。

筆者は，性犯罪者の一部は，「性依存症」と考えることも可能であると考えている。Edwards らの依存症の定義に倣えば，行動面の変化としては，「性的刺激

を求める行動の増大」，「社会的許容範囲を超えた逸脱的な性行動パターン」，「性行動の単一化」があり，精神面の変化としては，「性行動コントロールの障がい」，「渇望」，「頭の中は性のことでいっぱい」，そして身体面の変化として，「ある性的刺激では満足できなくなり，工夫を凝らしてエスカレートする（耐性）」，といった症状は，性犯罪者にはしばしば当てはまる。とはいうものの，当てはまらない性犯罪者もいるし，特に性問題行動を持つ子どもの場合は，家族機能の障がいから生じていると推察される。放っておけば依存症に発展しうる予備軍もいるが，発達障がいなどに基づく情緒性や社会性の未熟さが主たる課題となる者も多い。

　加えて，「依存症」概念も変遷している。「依存症」概念は，アルコール依存への対応から始まっている。1935年に始まったアルコール依存症者たちの自助グループであるアルコール・アノニマス（AA）では，当初からアルコールをやめられない状態を「病気」として理解していた。その後医師らにより精神依存，身体依存といった症状が整理され，1954年に米国医学会で医学的疾患であることが宣言された（松本，2013）経緯がある。その流れの中で，DSM-Ⅳでは，アルコールなどの「物質関連障がい」の項目の下，「物質使用障がい」と「物質誘発性障がい」とが規定され，前者は「物質依存」と「物質乱用」とに分けられている。ところが，DSM-5では，項目名が「物質使用とアディクションの障がい」へと変更され，「依存」と「乱用」が区別されず「物質使用障がい」へと一本化された。また「アディクション（嗜癖）」の概念が再び使われ，物質使用にどのくらい囚われ，逸脱的・不適応的行動に至っているかが，治療必要性の有無の基準とされている。ちなみに，DSM-5では，病的ギャンブリングが含まれ，将来の検討課題として，インターネット依存とセックス依存が付録欄に提示されている。

　「性犯罪」は依存症の一つとは認定されてはおらず，かつ性嗜好障がいとなると強姦等の直接的・暴力的性行動が含まれていない。性嗜癖となれば，特定の性行動によって脳内報酬系が作動するコントロール障がいとして位置づける可能性もあるが，破壊的・衝動制御・素行障がいの項目には，放火癖，窃盗癖は記載されているものの「性犯罪癖」はない。いずれにせよ，用語の使用に際しては概念の異同を明確にした上で，それぞれの守備範囲と協働の可能性を明確にしていく

ことが望まれる。

2. 対策の方向性～処罰，医療そして教育

　性的欲求は自然な欲求であり，性行為は多くの人間がすることであって，しなくなれば人類の存続が危ういことにもなるわけであるから，「望ましい性行動」，「許容範囲の性行動」，「いけない性行動」を決めるのは文化や社会であって，しかもこれは連続体で，くっきりはっきり決め難いところもある。完全な「白」から完全な「黒」まで，灰色部分については，社会や時代，人によっても，意見が分かれる可能性が高い。

　「性犯罪」とみなされるのは，他の性的自由を中心とした人権を侵害し，かつそれが露見し，その犯人として特定されたときであろう。直接接触はなくとも，覗き，露出，盗撮，わいせつ電話など，「見られたくない」，「見たくない（聞きたくない）」という個人の権利を侵害すると「犯罪」として対処される。痴漢や強制わいせつ，強姦など直接接触しかも何らかの身体的強制力が伴えば，文句なく「犯罪」である。こうした行動は，「性犯罪」として，刑事司法の枠組みで対処することが適切である。処罰のみでは行動は変えられないことも多く，刑事司法の枠組み内での処遇プログラムは必要である。

　統合的犯罪離脱理論では，犯罪からの離脱を，①離脱の決意，②機能回復，③社会再参加，④普通の暮らし，の4段階に分けている (Yates & Prescott, 2011；トニー・ワード，2012；Gobbels et al., 2013)。現行の法務省のプログラムは，決意と機能回復段階を中心としていて，「現実社会の中で，より良い人生を築くための継続的努力を続け，自他からの信頼を獲得し，犯罪をしない自分というアイデンティティを現実生活の中で作り上げていく」社会再参加の段階がたとえ社会内のプログラムといえども，十分ではない。というより，この段階は，むしろ地方自治体や地域に根差した民間のプログラムが担うことが現実的であり，今後そうした対応策が，医療における依存症治療や刑余者支援などの福祉的支援と一体化しつつ充実していくことが望まれる。

　とはいうものの，性犯罪に至る前に，実際には性衝動の統制の困難さや，ある

いはコミュニケーションや親密性の不全，否定的感情の封印など，人生の幅が狭まり，支援や指導を必要とする状態になっていることも多い。「性犯罪」は，社会化および教育の課題であると筆者は考えている。被害者が大勢出る前に，民間のプログラムや家庭や学校の教えの中に取り入れられていくことが必要であろう。性の問題をタブー視することなく，自他ともに生かされる対等な関係性を築き，生を充実させていく大切な要素の一つとして，これは私たちの社会をどのようなものにしていきたいのかという問いを含んでいると考えている。

文　献

American Psychiatric Association（2013）Desk reference to the diagnostic criteria from DSM-5. American Psychiatric Publishing.
アメリカ精神医学会編，高橋三郎・大野裕・染谷俊幸訳（1995）DSM-Ⅳ精神疾患の分類と診断の手引．医学書院．
Aos S, Miller M & Drake E（2006）Evidence-based adult corrections programs : What works and what doe s not. Olympia : Washington State Institute for Public Policy.（http://www.wsipp.wa.gov/rptfiles/06-01-1201.pdf）
Gobbels S, Willis GM, Ward T（2013）Current re-entry practices in sex offender treatment programs : Desistance facilitating or hindering? Journal of sexual aggression, 1-13. Routledge.
法務省（2007）「平成 18 年度版犯罪白書〜刑事政策の新たな潮流」http://hakusyo1.moj.go.jp/jp/52/nfm/mokuji.html
法務省保護局（2013）「保護観察所における性犯罪者処遇プログラム受講者の再犯等に関する分析」http://www.moj.go.jp/content/000105239.pdf
法務省矯正局（2013）「刑事施設における性犯罪者処遇プログラム受講者の再犯等に関する分析」http://www.moj.go.jp/content/000105287.pdf
Laws R（ed.）（1989）Relapse prevention with sex offenders. Guilford.
松本俊彦（2013）アディクション．臨床心理学第 13(3)，435-443.
性犯罪者処遇プログラム研究会（2006）「性犯罪者処遇プログラム研究会報告書」http://www.moj.go.jp/content/000002036.pdf
ティモシー・カーン著，藤岡淳子監訳（2011）回復への道のり〜ロードマップ．誠信書房．
トニー・ワード著，小長井賀輿訳（2012）犯罪者の更生：再犯危険性の管理と善い人生の追及．更生保護学研究 1，77-95.
Yates, P. & Prescott, D.（2011）Building a better life : A good lives and self-regulation workbook. Safer Society. Brandon, Vermont.

性依存症の薬物療法

―― 深間内　文彦（榎本クリニック）

I　はじめに

　性依存症の薬物療法を論ずる前に，性行動に関する生物学的メカニズムについて整理しておく。男性の性行動は，通常，性的興奮に始まり男性器の勃起を経て射精に至る。これら一連の過程は　健康体であればスムーズに進むのであるが，このプロセスの少なくとも一部に異常を自覚すれば，性機能障害（SD）といわれる。

　昨今よく話題にのぼる勃起不全（ED）は性機能障害（SD）のひとつであり，性的欲求はあっても十分な勃起が起こらない，あるいは維持できないことが問題とされる。世界初のED治療薬として有名なバイアグラの有効成分であるシルデナフィルは，局部の血流を改善して勃起を促進する効果はあってもそれ自体に性的興奮を高揚させる効果はない。一方，古代東アジアや東ローマ帝国を中心に存在した宦官と呼ばれた去勢を施された官吏には性的欲求が残っていたという。

　当クリニックの性依存症外来でも，EDの男性や性交渉そのものに対しては嫌悪感があり回避的であるにもかかわらず痴漢や盗撮などの性的問題行動を繰り返す事例は珍しくない。このような事実からも性的逸脱反応のプロセスには単に性欲が強いということだけでは片付けられない複雑な要因が絡んでいるといえよう。

図1

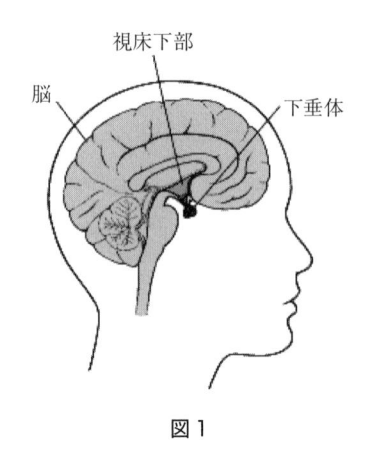

Ⅱ 性行動の生物学的メカニズム

1. 性行動の中枢

脊椎動物の生命維持活動に必須な脳幹(延髄・橋・中脳・間脳)の一部にあたる間脳視床下部には,体温・睡眠・摂食・飲水などの中枢が存在する。視床下部は攻撃性や不安,怒りなどの情動の中枢でもあり,視床下部に繋がる下垂体からのホルモン(副腎皮質刺激ホルモン・成長ホルモン・プロラクチンなど)の分泌をコントロールしており,自律神経系(交感神経・副交感神経)と内分泌(ホルモン)機能を統合し,いわば心と体が出会う場所といわれる(図1)。この視床下部の一部である視索前野(内側視索前野核)には性ホルモンの受容体が数多く分布しており性行動を制御していることから,オスの性行動の中枢といわれる(黒田,2009)。

2. 報酬系としてのドパミン神経系

視床下部の性中枢に投射しているのが報酬系とよばれるドパミンニューロンである。これは中脳のA10細胞集団に起始核をもち視床下部へ入り,側坐核や扁桃核などの情動の座である大脳辺縁系を進み(中脳辺縁系ドパミンニューロン),

一部は前頭葉にも投射している（中脳皮質系ドパミンニューロン）。ドパミンは性的な欲望以外にも一般的な意欲や興味関心に関与しており，報酬系として薬物やギャンブルなどへの耽溺との関連性も深い（Stancy, 2010 & 中野, 2014）。

3. テストステロンについて

　男性ホルモン（アンドロゲン）の代表格がテストステロンであり，哺乳類のオスでは，95%以上が精巣のライディッヒ細胞から分泌される。テストステロンはステロイドホルモンの一種であり，細胞の核内に受容体があり DNA の転写に直接関わっていることが特徴的である。

　精巣からのテストステロンの分泌は脳からの指令によりコントロールされている。まず，視床下部のゴナドトロピン放出ホルモン（GnRH，または LH-RH 黄体形成ホルモン放出ホルモン）によって下垂体の性腺刺激ホルモン（ゴナドトロピン）の分泌が制御されている。性腺刺激ホルモンとは，黄体形成ホルモン（LH）と卵胞刺激ホルモン（FSH）であり，これらは精巣を刺激し，主に黄体ホルモンが精巣のライディッヒ細胞にテストステロン分泌の指令を出し，卵胞刺激ホルモン（FSH）は精巣を増大させ精子形成を促す（図 2）。すなわち，精巣の働きは，男性ホルモン（主にテストステロン）の産生・分泌と精子形成である。

　テストステロンの主な作用は下記のとおりである。

男性の二次性徴の発現
　男性生殖器（陰茎，陰嚢，前立腺，精嚢など）の発達・成熟の促進，陰毛の出現，変声，髭・腋毛の出現などに関わる。
筋肉や骨格の成長促進
　適性な食事や運動習慣により筋力や体格の増大を促進する。
性的欲求の亢進
　性的衝動（勃起）を惹起させる前提としてテストステロンの役割は重要である。テストステロンの分泌量については 20 代後半以降加齢と共に低下し，ある種の

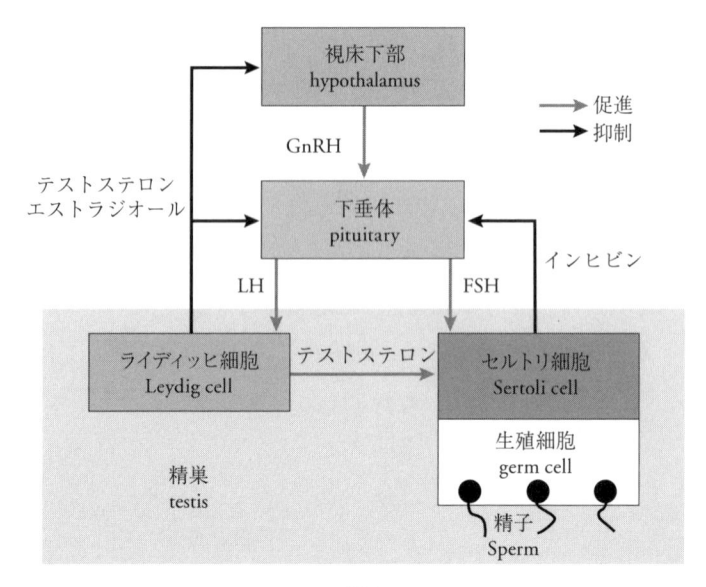

図2

疾患や薬物によっても変化するといわれるが，個人差は大きい。

精神面での男性化

いわゆる男らしさの現れであり，脳の性差にも関連する。男性的な決断力，積極性，忍耐力，思考パターンや問題解決能力などに影響するといわれるが，攻撃性との関連は性依存症を考える上で重要な点といえる（小川，2010）。

4. 性的反応の三段階

男性の場合，性的反応は三段階で進む。

1）第一段階は，性的欲求（リビドー）の生起である。視覚や皮膚感覚など，いわゆる五感を通して受け取られる対象物からの刺激に対して性的反応が起こる。生物学的には中脳辺縁系ドパミン経路が主体である。例えば，神経末端部からのドパミンの放出を強制的に増加させる覚せい剤（メタンフェタミン）は一時

的にリビドーを強烈に亢進させる。逆に，多くの抗精神病薬は抗ドパミン作用があり一般に性的欲求は減退する。また，ドパミンはテストステロンによっても影響を受ける。ドパミンの上昇がテストステロンの分泌を亢進させ，テストステロンの血中濃度の上昇がドパミン放出を刺激し，さらなる性的欲求（リビドー）を高める相乗効果がある。

　2）第二段階は，生殖器の性的覚醒つまり男性においては勃起である。これには一酸化窒素（NO）とアセチルコリンが重要な役割を果たしている。勃起中枢と呼ばれる部位が，脊髄の第 2-4 仙髄に存在する。通常の男性器の勃起過程は，二種類に大別される。一つは反射性勃起といわれ，性器などへの物理的刺激が陰部神経を介して勃起中枢を刺激する。他方，中枢性勃起といわれるものでは，性的な視覚・聴覚刺激などの情報が脳（視床下部）から脊髄を通じて仙髄の勃起中枢へ伝わる。勃起時には副交感神経が仙髄からの信号を受け取りアセチルコリンを放出する。アセチルコリンは陰茎海綿体の内皮細胞上の受容体と結合することで一酸化窒素（NO）が産生され，陰茎海綿体の血管平滑筋を弛緩させ血管が拡張することで，腹部の血液が陰茎内の海綿体毛細血管に流入し外性器が膨張する。性的な刺激が持続し性的興奮が強化されている間，陰茎海綿体への血液流入量は増加し，血液が排出される静脈がある程度収縮し血液の流出が阻害されることで陰茎内圧は上昇し勃起の状態が維持される。一般の風邪薬にはじまり鎮痛薬・降圧剤・抗うつ薬・精神安定剤・睡眠導入剤など抗コリン作用（副交感神経遮断作用）をもつ薬剤はこの第二段階では拮抗的に作用するといえる。

　3）求心性刺激が継続することで最終段階として射精がおこる。射精の前段階として前立腺周辺筋群の収縮により精子が尿道後部の精管膨大部に送られ，その圧力が高まると外尿道括約筋が解放され，同時に前立腺が収縮し精液が体外に送り出される。これが射精である。この射精も脊髄反射であるが，ノルアドレナリンは促進的にセロトニンは抑制的に働く。

　以上の各段階において促進的あるいは抑制的に作用する神経伝達物質を表1に，薬剤については表2にまとめた（Stahl, 2001）。

表1　性的反応の各ステージにおいて作用する神経伝達物質

性的反応のステージ	促進作用	抑制作用
第1期（性的欲求）	ドパミン テストステロン	プロラクチン
第2期（勃起）	NO（一酸化窒素） アセチルコリン	
第3期（射精）	ノルアドレナリン	セロトニン

表2　性的反応の各ステージにおいて作用する薬剤

性的反応のステージ	促進作用	抑制作用
第1期（性的欲求）	覚せい剤（メタンフェタミン） コカイン メチルフェニデート	SSRI 抗精神病薬 抗男性ホルモン
第2期（勃起）	プロスタグランジン ブプロピオン	SSRI 抗コリン剤 アルコール
第3期（射精）	アポモルフィン	SSRI

5. セロトニンおよびその受容体の役割

　ドパミン・ノルアドレナリン・セロトニン・アセチルコリンなどは神経伝達物質と呼ばれる。神経伝達物質とは，電気的興奮（活動電位）が神経に沿って伝わると神経末端部からシナプス間隙に放出され，後シナプス神経細胞に存在する特異的な受容体と結合して情報を伝える役割をしており，現在50種類以上の神経伝達物質が同定されているが詳細な作用機序については不明な点が少なくない。

　ここでは，セロトニンについて簡単に触れておきたい。中枢神経系に存在するセロトニン量は相対的には2%足らずであるが，人間の生命活動・認知・感覚・情動などに深く関わっている。

　中枢神経系のセロトニン神経系は脳幹の縫線核から脳内各部位に投射しており，神経末端部で，情報の次の担い手である神経細胞表面にある受容体といういわば鍵穴のようなものに鍵である神経伝達物質が結合することで情報伝達は成立する。セロトニン系でいえばセロトニンがセロトニン受容体に結合することで必

要な情報が次の神経細胞に伝達されることになる。

　セロトニン受容体では，さまざまなサブタイプ（亜型）が明らかにされている（5-HT1A/1B/1D/1E/1F, 5-HT2A/2B/2C, 5-HT3, 5-HT4, 5-HT5A/5B, 5-HT6, 5HT-7など）。それぞれが睡眠覚醒リズム，体温調節，摂食，疼痛，性欲，感情，認知機能などに関与しており，うつ病をはじめとする気分障害，統合失調症，不安障害などの精神疾患の病態との関連においても注目されている。

　脳の神経回路網に関する詳細な解説は省くが，上記のセロトニン受容体サブタイプを介してドパミンや他の神経伝達物質を制御しており，促進的にも抑制的にも作用する。例えば，セロトニンの5HT-1A受容体刺激はドパミンの遊離を増強させるが，5HT-2受容体活性化はドパミン遊離にブレーキをかけるなど相反する作用がある。

　現在，うつ病治療薬として第一選択薬に挙げられている選択的セロトニン再取り込み阻害薬であるSSRI（Selective Serotonin Reuptake Inhibitors）は最終的にシナプス間隙のセロトニン量を増やすことが治療的効果に繋がるとされているのであるが，増加したセロトニンがセロトニン受容体各サブタイプへ結合することで，それは作用にも副作用にもなるのである。抗うつ薬本来の抗うつ作用に関与しているのは5-HT1A受容体刺激作用である。投与初期にしばしばみられる悪心・嘔吐・食欲不振といった副作用は，セロトニンが5HT-3受容体を刺激することによって出現する。また，セロトニンの性的事象への関与はドパミン系を介しているものと考えられている。

Ⅲ　性依存症に対する薬物療法とは

1．薬物療法の基本的な考え方

　性依存症の薬物治療となれば，性機能障害（SD），とりわけ性的欲求がない状態を人為的に合法的な薬剤を用いて作り出し，性行動にブレーキをかけることが期待されると思う。たしかにそれが中心的な課題といえよう。

　同時に，本人が不条理と認識しているにも関わらず繰り返し生じる性的思考や行動により日常生活に支障を来たしている状況であれば，強迫性障害としての視

点から捉えることが可能であり，強迫性障害としてのアプローチも必要である。
　一方で，性依存症の背景にはアルコール依存症をはじめとしたその他の依存症を伴っていることが多い。また，気分障害といわれるうつ病や躁うつ病，統合失調症，不安障害，発達障害，パーソナリティ障害などが潜んでいることもまれではない。こうした基礎疾患が明確であればそれぞれの疾患（障害）に相応しい薬物療法が必要になる。さらに，乱れた生活習慣を是正し日常の生活リズムを安定化させるために睡眠導入剤の処方など，より健康的な生活レベルへの底上げの目的で向精神薬の使用がありうる。

2. テストステロンに対する治療的試み（抗男性ホルモン治療）

　性的欲求の源泉ともいえるテストステロンの分泌を直接抑制することが性依存症の治療として理にかなったことと思われるのは必然といえよう。
　その手段として去勢がある。物理的去勢とは，男性ホルモンを分泌する精巣などの男性器を外科手術により除去することである。現在わが国では性別適合手術として実施されることはあっても性依存症あるいは性犯罪再犯防止を目的に施行されることはない。
　抗男性ホルモンによりテストステロンの働きを阻害してしまう方法は，物理的去勢に対して化学的去勢（chemical castration）といわれる。
　抗男性ホルモンによる治療は，物理的去勢とは異なり，薬の量や投与期間にもよるが，可逆的である。つまり薬物治療を中止すれば，あるいは薬の量を調整することで性機能は回復する可能性が残されている。
　性犯罪者に対する薬物療法を歴史的に見ると，第二次世界大戦中のナチス・ドイツにおいて抗男性ホルモンを用いた記録があり，アメリカでも戦後，重大な性犯罪を犯した者に対して抗男性ホルモンを投与し矯正的処遇が広まる気運があった。
　抗男性ホルモン治療薬としては，サイプロテロンアセテート（商品名アンドロクール）が1970年代当時の西ドイツで使用され，アメリカでは，メドロキシプロゲステロン製剤（商品名プロベラ）が使用されるようになった。フランスでは

性犯罪者に対する処遇プログラムの一環として2005年に性衝動を抑制する目的で抗男性ホルモン療法を行うことが可能になった。

本来，これらの薬物は，男性ホルモン依存性の前立腺がんや前立腺肥大症治療に用いられており，精巣機能を抑制しテストステロンの働きを阻害し病状の進行を抑えるのが目的である。

本来の目的で使用されている患者にとっては副作用であるが，性依存症者に用いれば作用として，性的欲求の低下，勃起・射精回数の減少が起こるのである。一回の注射により長期間作用が持続するデポ・プロベラ（持続性抗男性ホルモン剤）もある。対象者の負担が減り薬剤の血中濃度が安定することで効果の継続が期待できる。

3. リュープロレリン（リュープリン・リュープライド）

既述したように，脳の下垂体から放出される性腺刺激ホルモンである黄体形成ホルモン（LH）と卵胞刺激ホルモン（FSH）は，視床下部から分泌されるゴナドトロピン放出ホルモン（GnRH）によってコントロールされている（図2）。リュープロレリンはこのゴナドトロピン放出ホルモン（GnRH）と似た作用をし，LH-RH（性腺刺激ホルモン放出ホルモン）誘導体と呼ばれる。

リュープロレリンは下垂体のLH-RH受容体を刺激して性腺刺激ホルモン（LH・FSH）の放出を促すのであるが，継続的に投与することで下垂体のLH-RH受容体の数が減少し，徐々に性腺刺激ホルモンの分泌量は低下する。結果的に精巣でのテストステロン分泌も抑えられることになる。テストステロン量の減少による性的欲求の減弱とそれに関連して勃起不全（リュープロレリン自体に勃起不全を起こす効果はないが性的欲求がなくなることにより勃起不全もおこる）などが報告されている（Schober et al., 2005）。本来は，主に前立腺がんや閉経前女性の乳がんを縮小させる目的で使用されている。

リュープロレリンは徐放性製剤で酢酸リュープロレリンをマイクロカプセルに含有させた製剤であり，一定速度で有効成分であるリュープロレリンを血中に放出し，性腺機能抑制効果を一定期間保つ。前立腺がん患者においては4週に1回

3.75mgを皮下あるいは筋肉注射することで血中テストステロン濃度が持続的に低値を示す。さらに，11.25mgのデポ剤は3カ月に1度の注射で済む。副作用としては骨疼痛，脊髄圧迫，尿路閉塞，肝機能障害，うつ状態などが報告されている。

　2010年6月29日，韓国において「性暴力犯罪者の性衝動薬物治療に関する法律案」が可決され同年7月23日に公布されている。薬物治療にあたっては本人の同意を不要とし，16歳未満の者を対象とした性犯罪者のうち「性倒錯症者」で再犯の危険性があると認定された者に対して，検察官は精神科専門医の診断・鑑定後に裁判所に薬物治療命令を請求することができ，裁判所がそれを妥当と認めるときは15年を上限に判決で薬物治療命令を宣告しなければならないとしている。薬物治療の対象となるのは19歳以上とし，常習者とは限らず初犯も含めるとしている。この薬物治療で用いられるのがリュープロレリン・デポ剤で3カ月に1度の注射と薬効をチェックするため定期的なテストステロン血中濃度のチェックを義務づけている。もちろん薬物療法と並行して認知行動療法などの心理プログラムの履行も義務づけられている（中央日報，2012・2013）。

　韓国では性犯罪者のデータベース化やGPS（全地球測位網）が付いた足輪を装着させ行動を逐一監視する法律もすでに施行されているが，小児への性犯罪件数は年間7,000件を超える（2010年）。

4. 抗精神病薬（メジャー・トランキライザー）

　抗精神病薬は，主に統合失調症の治療薬として用いられ，ドパミン拮抗薬でありドパミン受容体を遮断してドパミン伝達を減弱させる。ドパミン作用が減少すること自体が性的欲求を抑えることになるが，間脳下垂体系においてドパミン系伝達の減弱はネガティブフィードバックとしてプロラクチン値を上昇させることになり増加したプロラクチンも性的欲求に対して抑制的に働く（表1）。

　抗精神病薬の中でもリスペリドン，ハロペリドールはプロラクチン値の上昇率が高く60〜70%に性機能障害が発現する。逆に，第三世代抗精神病薬といわれるアリピプラゾールなどには性機能障害の副作用はほとんどない。抗精神病薬の中で性依存症の治療薬としては，リスペリドンやハロペリドールが相応しいといえる。

5. SSRI（セロトニン系を介した治療的試み）

現在うつ病の第一選択薬として処方されている SSRI には有害事象として，程度の差はあれ性機能障害があり，抗うつ薬によるうつ病治療中の患者の QOL を低下させていることは意外に知られていない（内田ら，2013）。主にセロトニン 5HT-2A 受容体が刺激されることで中脳皮質系のドパミン神経活動を低下させ性的欲求が減衰する。この副作用を逆手に取る形で性依存症者に用いるわけである。SSRI による性機能障害に関する欧米での調査では，パロキセチン（商品名パキシル）が 64.7％，フルボキサミン（商品名ルボックス・デプロメール）が 58.9％，セルトラリン（商品名ジェイゾロフト）が 56.4％といずれも高頻度であることが分かる（Serretti, 2009）。パロキセチンは射精遅延も起こりやすく早漏治療に用いられることもある。また，SSRI によるセロトニン 5HT-2A 受容体および 2C 受容体刺激は射精に関わる脊髄反射を抑制し，さらに，男性器の勃起に関与する一酸化窒素（NO）やアセチルコリンを阻害するので勃起不全も起こりやすい。投与量や代謝過程にもよるが，SSRI では，性欲減退・勃起不全・射精障害などの性的反応の全過程にわたり性機能不全が起こりうる。つまり表2にあるように，性的反応の三段階すべてにおいて SSRI は抑制的に関わっているのである。

また，Ⅲ 1. で述べたように性依存症を強迫性障害の側面から考えた場合，強迫性障害の発症には脳内セロトニンの減少が関わっているといわれている。脳内セロトニンを活性化させる SSRI は強迫性障害への適応が認可されているものも多く，性的強迫観念・行動に対する治療効果も期待できる。一般に強迫性障害では，うつ病に対する用量よりも高用量の SSRI を要する。

Ⅳ 薬物療法の現状

1. 化学的去勢に対する反対意見

性依存症の薬物療法への反発は法曹界や精神科医からも挙がっており，その主な理由としては下記のようなものが挙げられる。

a）人権という立場からすると非人道的行為である。

b) 人間本来の性的欲求を抑えることは医療行為として認められない。
c) 抗男性ホルモン投与による副作用の懸念
d) 薬物療法の効果判定が困難
e) 制度上の不備　など

　b) の人間の性的欲求のコントロールに関しては，現代ではむしろ性機能低下に対していかに性機能を増強させるかが巷の衆目を集めており，強精剤や媚薬と称して，インターネットや街のドラッグストア・コンビニエンスストアで簡単に入手でき，この市場は拡大する一方である。厚生労働省が正式に認可している勃起改善薬は医療機関から処方されており，適切な診断がなされれば保険適応である。性的欲求レベルのベクトルの向きは反対方向であっても，人間本来の性的欲求を医療行為としてコントロールしている点では変わりない。本人の同意の有無についてはa) と関連する。
　c) に関しては，専門の医師の下に定期的に通院し必要な検査を受けることで何か異常が出た場合は早めの処置，つまり薬の減量や中止により回避できる。こうした対処はこの薬剤に限ったことではなく通常のホルモン療法全般に当てはまることである。
　d) については，欧米においても薬物療法のみで経過を観察することは通常ありえず，あくまで認知行動療法などの心理療法を包含した性犯罪者処遇プログラムの一部であるので薬物療法のみを取り出して効果判定は困難であるという主張である。しかし，性嗜好障害者に対する薬物療法の効果判定については，下記のような評価尺度により薬物療法への反応性や回復の程度を客観的に評価している報告があり (Kafka, 1994 : Greenberg, 1996)，エビデンスは蓄積されている。

- Total Sexual Outlet (TSO)：総合的な性的行動様式に関わる評価
- Self-report of average time per day (ATD)：逸脱した性行動に費やした1日あたりの平均時間
- Severity of sexual fantasies: 性的な空想に対する自己制御可能なレベル

やはり主たる論点は，a）人権侵害の怖れと，e）制度上の不備という主張であろう。法務省は，「性犯罪者に対する薬物療法については，薬剤の認可の問題のほか，法制度上，また，医療倫理上問題がないか等の点についても，広く検討する必要がある」としており（法務省矯正局・保護局，2006），わが国においては，性犯罪者に対する体系的な薬物療法の実施は時期尚早であるとしている。

2. 日本における薬物治療

現在，わが国では性犯罪者への薬物治療は医療として認められていないため，当然，性依存症治療薬として認可されたものはない。しかしながら，現実には性的逸脱行為を繰り返す者の中には，自分で衝動や欲求を抑えることができず，コントロールできないことを切実に苦痛と感じている者も少なからずおり，自ら希望して性衝動を抑えるために薬物療法にすがる者も少なくない。また，治療プログラムに導入するに先立ちまず薬物療法によって性衝動を制御し精神的安定化を図ることで認知行動療法的アプローチがより効果をあげることもしばしば経験している。さらには，心理プログラムが治療効果を上げるためには，ある程度の知的能力を必要とし，また，いわゆる高リスクグループに属する者においては，心理療法的アプローチのみでは不適切な行動から望ましい態度・行動への変容が困難な者も多い。

こうした場合，一般的には，まず SSRI や抗精神病薬を処方することが多いが，効果不十分な場合は，本人の同意を得た上で抗男性ホルモン治療を継続的に実施している専門機関もある。ただし保険適応ではないため，抗男性ホルモン治療の場合，薬効や副作用をチェックするための定期的な検査料金を含めると対象者の経済的負担は大きい。

3. 海外における薬物治療

現在，米国（州による）・カナダ・イギリス・ドイツ・韓国などで性犯罪を含む性的行為障害をもつ者に対して治療目的で使用されている薬剤は以下のとおりである。

〔A〕SSRI
〔B〕ホルモン作用薬
　　1.　メドロキシプロゲステロン製剤（商品名プロベラ）
　　2.　サイプロテロンアセテート（商品名アンドロクール）
　　3.　リュープロレリン（商品名リュープリン・リュープライド）

4. 併存障害などに対する薬物治療

　気分障害（うつ病や躁うつ病）では，躁状態で逸脱行為が起こりやすく性的問題行動を起こす者もいる。また，重篤ではないうつ病の場合，うつ症状や不安焦燥感からの解放を求めて刹那的に痴漢や盗撮行為，マスターベーションに耽る者もいる。こうした場合は気分障害に対する薬物治療として気分安定薬などの処方を要する。

　また，酩酊状態で問題行動が頻発する場合は，抗酒剤を服用しつつアルコール依存症治療に取り組むことが望ましい。

　その他，統合失調症，不安障害，発達障害，パーソナリティ障害などに対しては，適宜，向精神薬を用い病状の安定化を図る必要がある。

5. 性依存症に対する薬物療法の今後

　本邦では，2006年4月より指定を受けた矯正施設や保護観察所において「性犯罪者処遇プログラム」が始まったが，これは，欧米諸国において一定の効果が実証されている認知行動療法を基礎とし，動機づけ面接法，リラプス・プリベンション技法，グッドライフ・モデル（パメラ・M・イエイツら，2013）などを応用したセッションから構成され，同時にアセスメントが施行されている。しかし現行の性犯罪者処遇プログラムの中に薬物療法は含まれていない。

　特定非営利活動法人性犯罪加害者の処遇制度を考える会（性障害専門医療センター：SOMEC）は，立ち遅れているわが国の性犯罪者対策に危機感を抱いた医療や法曹関係者が2010年に設立した性障害治療専門機関である（西日本新聞，2012）。SOMECは性犯罪者処遇プログラムの一環として薬物療法導入の法制化を

法務省へ提案しているが，既述した理由により見送られたままになっている。

V　おわりに

　性犯罪者には性嗜好障害を伴う者と伴わない者がいる。薬物療法は，他の治療プログラムと併用することで，特に前者に有効性が高いといわれる。性犯罪者処遇プログラムの一環として専門家の指導下で実施される薬物療法は，高い再犯防止率を実現することが可能となろう。これ以上被害者を増やさないためにも地域社会での態勢作りや立法による制度化が求められる。

文　献

中央日報（2012 年 8 月 30 日，2012 年 9 月 5 日，2013 年 1 月 4 日）
Greenberg DM（1996）Bulletin of the American academy of psychiatry and the law. vol. 24, 525.
法務省矯正局・保護局（2006）性犯罪者処遇プログラム研究会報告書．
Kafka MP（1994）Annals of clinical psychiatry. vol.6, 189.
黒田公美（2009）視床下部－視索前野複合体．分子精神医学，9, 54-59．先端医学社．
モーズレイ処方ガイドライン第 11 版（2013）（内田裕之・鈴木健文・三村將監訳）抗うつ薬と性機能障害．274-277．ワイリー・パブリッシング・ジャパン．
中野信子（2014）脳内麻薬―人間を支配する快楽物質ドーパミンの正体．幻冬舎．
西日本新聞（2012）性犯罪者の薬物治療研究．（2012 年 3 月 14 日）
小川園子（2010）テストステロンによる雄の攻撃行動の亢進（近藤保彦・菊水健史・山田一夫・小川園子・富原一哉編集）脳とホルモンの行動学―行動神経内分泌学への招待, 127. 西村書店．
パメラ・M・イエイツ & デビッド・S・プレスコット（2013）（藤岡淳子監訳）グッドライフ・モデル．誠信書房．
Schober JM, Kuhu PJ & Kovacs PG（2005）Leuproride acetate suppresses pedophilic urges and arousability. Arch Sex Behav, 34, 691-705.
Serretti A & Chiesa A（2009）Treatment-emergent sexual dysfunction related to antidepressants : a meta-analysis. J Clin Psychoparmacol. Vol.29, 259-266.
Stahl SM（2001）The psychopharmacology of sex, part I : neurotransmitters and the 3 phases of the human sexual response. J Clin Psychiaty vol. 62, 80-81.
Stancy M（2010）衝動制御障害とドパミン調節異常症候群．脳，21(13), 102-105. 金芳堂．

子どもの性加害と被害

―― 阿部　惠一郎（あべクリニック）

I　はじめに

　小論では「性的加害と被害」児童の治療について述べようと思う。また性的加害児童を性犯罪者あるいは性依存症者とどのように違うのかを明らかにしなければ，本書のタイトルである「性依存症の治療」との関係が明瞭にならない。性依存という言葉は性犯罪者の治療を通して現れたと思われる。まず，治療の歴史，つまり性犯罪者の治療的処遇の歴史的変化を概観し，さらに子どもの領域でもどのように変化してきたかを述べることにする。

　児童福祉の領域（児童相談所，児童養護施設など）で嘱託医として働くようになって10年以上経過した。それ以前にも教護院（現在の児童自立支援施設）に勤務していたので，非行少年に数多く接してきたのだが，20年前には児童相談所で性非行を問題にするとすれば，「不純異性交遊」という用語が用いられることが多かった。あるいは「性的悪戯」であったかもしれない。最近では「性的加害」と呼ぶことが多く，悪戯や年頃の性的関心の高まりなどという見方から，加害行為とみるようになってきた。

　いずれにしても，成人の性犯罪は性依存症と呼ぶことで，犯罪者から患者へ，そして性非行という曖昧な表現から性加害へと名称の変化は，性犯罪に対する認識の変化，さらに児童虐待，特に性的虐待に関する調査研究からの知見が影響している。それと共に性的虐待の被害を受けた児童が後年性犯罪を行うなど，被害と加害の連鎖も知られるようになってきた。

　こうした歴史的変化を縦糸とし，治療方法の変化を横糸に，そして成人への治

療と比較しながら，子どもの性的加害と被害について述べることにする。

Ⅱ 性的問題に関する見方の歴史的変化

1. 性犯罪者処遇の歴史と性的問題を有する者の呼称について

2011年11月，ATSA（Association for the Treatment of Sexual Abusers）に参加した浦田，山本（2012）は，この大会で報告された，これまでの性犯罪者処遇の歴史について以下のようにまとめている。

1970年以前：条件付け理論，行動療法，広義の非行動療法による処遇

1970年代：認知行動療法の登場と処遇ターゲットの拡大

1980年代：Relapse Prevention Model（再発防止モデル，RP）の導入，

1990年代：RNR（リスク・ニーズ・レスポンシビリティ）理論の提唱，RP批判

2000年代初頭の動的リスク要因の導入，Good Lives Model（良い生活モデル：GLM）。GLMはポジティブ心理学の処遇への応用。Self Regulation Model（自己統制モデル：SRM）GLMとRPモデルの改良版。最近RPの見直し。

さらにそれぞれの国ごとに時代ごとに性犯罪者に対する呼称や処遇について変化してきことについても報告している。時代を象徴した性犯罪者の呼称として，20世紀初頭に始まる第一の波（性倒錯者），1930年代に始まる第二の波（性犯罪を繰り返すサイコパス），1980年代に始まる第三の波（性的暴力的重大犯罪者）を挙げている。

性的問題を考える場合，精神医学では性嗜好障害，性倒錯という言葉が用いられている。これらの用語の使い分け，そしてその定義ははなはだ難しい。原因の一つは翻訳である。Paraphiliaが「性倒錯」と訳され，次いで「性嗜好障害」に変わっている。「性倒錯」という言葉は，19世紀末に精神科医によってつくられた言葉である。「性器的な意味での逆転を意味する「性倒錯（perversions sexuelles)」という言葉は，1882年のシャルコーとマニャンの往復書簡に登場する（ボネ，2011）。「性倒錯」と「性嗜好障害」が同じものかというと必ずしもそうではないのだが，DSMなどの翻訳が変わっただけなので，同じものとして論じられることが多い。かつて日本では変態性欲(Sexual perversion)が使われていたが，

英語圏で普及していた Paraphilia を意訳して「性的倒錯」という言葉が大正時代頃から次第に普及するようになった。英語圏では Sexual perversion が Paraphilia に変化し，日本語では変態性欲が性的倒錯（あるいは倒錯）になり，さらに性嗜好障害になったのである。フランスでは，「精神医学では，性的快感を得るために繰り返された Paraphilie（性嗜好障害）は，Perversion（性倒錯）である」「犯罪性のあるものが性倒錯と呼ばれ，性的快感を得ることと相手に危害を加えたり苦しませる精神状態。倒錯的性犯罪は被害者を非人間化する」として，性嗜好障害のなかでも犯罪性のあるものを性倒錯と呼ぶ。このように時代によって，国によって，さらに医学用語や心理学用語では翻訳の問題が影響しているが，いずれにしても分かりにくい（阿部，2010）。

　パラフィリア，性嗜好障害，性依存症と性犯罪とは，どのような区分され，あるいは関係があるのだろうか。性犯罪では強姦，強制猥褻，公然猥褻だけでなく，性的動機で行われる窃盗（下着盗など），性的動機で行われる脅迫（ストーカーなど），軽犯罪法違反（のぞき），条例違反（痴漢行為など），さらに売春（売春防止法），淫行（児童福祉法，条例），みだらな性交等（条例）が挙げられる。これらの背景に，障害が存在することもあれば，そうでないこともある。性犯罪は刑法やその他の法律によって規定されているのに対して，障害は理念的なものではなく，さまざまな振る舞いをする患者の症状（感情，行動など）から診断分類されてきた。人間の性に関する行動は，個人差が大きくどこまでを正常とみなすのか困難な場合が少なくない。持続ししかもコントロール不良な性衝動のために他者を傷つけるという意味が含まれており，犯罪と人格障害とも重なり合う。DSM-IV では性嗜好異常（Paraphilias），ICD-10 では性嗜好の障害（Disorders of Sexual Preference）と異なっており，DSM-IV で用いているパラフィリア（Paraphilias）をそのまま用いることも少なくない。さらに性依存症（sex addiction）という言葉も広まってきたので，性に関する障害の概念整理をする必要に迫られてきたのである。

　ICD-10 や DSM-IV の「性嗜好障害」で取り上げているカテゴリーに大差はない。つまり，露出症，フェティシズム，窃触症，小児性愛，性的マゾヒズム，性的サ

ディズム,服装倒錯的フェティシズム,窃視症,特定不能の性嗜好異常である。「性嗜好障害」は,繰り返される性的な幻想,衝動,行動,逸脱したセクシャリティ,性的異常であり,性犯罪と共通するものが多い。性犯罪においては被害者は一方的に加害者にさらされ,そのために被害者はまるでモノのように扱われ,非人間化されていくのである。強姦や強制猥褻にしても,加害者の興味は被害者の身体の一部だけかもしれない。性に関連する犯罪を性犯罪と呼ぶので,被害者の身体を直接的に侵襲する場合だけでなく,下着盗,覗き見,性器の露出なども性犯罪に含まれ,これらは「性嗜好障害」のカテゴリーでもある。

性犯罪に関する刑罰法規（田口ら,2010）が,時代の変化や文化によって異なることは考慮されなければならない。田口ら（2010）は性犯罪を「性犯罪とは,身体的かつまた心理的な性的被害を与える行為であり,被害を受けた人がその被害を認識する必要はなく,加害者に性的な目的があれば行為自体に性的内容がともなう必要もない」と定義している。性犯罪者の背後にある認知の歪みや反社会的傾向を検討するとき,性依存症者の行動の裏側に潜む病理を探求するのは有益である。

そして,「性依存症」(sex addiction)（榎本,2007；中野,2014；Petit, 2008）である。この概念は二十数年前から少しずつ主にアングロサクソン系の研究者によって広められ,特にアメリカの心理学者パトリック・カーンズが有名である。addictionは嗜癖と訳され,依存に当たる英語は dependence であるが,薬物依存を「アディクション」と言うの一般的になっており,sex addiction も性嗜癖と呼ばずに,性依存あるいは性依存症と呼ぶのだが,sex addiction を「性嗜癖依存」と訳した本（カプラン,2004）もある。この概念はヘロインのような薬物依存や,ギャンブル依存のような行動依存を原型にしている。性的な幻想や行動などすべての性衝動が制御できず状態,さらに人間と性的行動との依存的関係を指し,性嗜好障害だけでなくその他の性的行動も含み,相手に対して情緒的依存（たとえば性的満足は二の次）や,融合的な依存（共依存）が見られたり,薬物依存,恋愛妄想的衝動強迫を伴う場合が少なくない。「性依存症」の分類,考え方はまだ定まっていない。カプラン（2004）はこう述べている。「多くの場合,性嗜癖は他のさまざまな障害

の最終共通路である。性嗜癖はしばしば提示されるパラフィリアの他に，重症精神疾患や統合失調症に関連する。反社会性人格障害や境界性人格障害の関連もよく見られる」。刑務所や精神科病院で精神科医が治療するのはこうした患者たちである。性犯罪が精神病発症の前後のどちらかに見られることもある。あるいは，未成年で性犯罪を繰り返した後に殺人事件を起こすことは稀ではない。

　最近改訂された DSM5 と「性依存症」については別の機会に論じたい。ただ，性犯罪生活という視点から興味深い指摘がなされている。性的サディズムは 18 才未満で発現する。窃視症は男性のみにつけられていたが，女性にも適用されることになった。paraphilic disorder の診断名をつける際に「制御環境下」あるいは「寛解期」などの記載を求められる。矯正施設に入っていて性犯罪を行わないのは，収容されているためか，「落ち着いてきている」のか判断しなければならない。

2. 日本における精神障害者や犯罪者および子どもに関する動向

　20 世紀の終わりから 21 世紀にかけて女性と子どもそれに障害者に関連した法律の制定が続いた。性犯罪者の処遇あるいは治療について，その契機は 2004 年（平成 16 年）11 月の小児性愛者による奈良女児誘拐殺害事件である。犯人は強制わいせつの前科があった。2006 年（平成 18 年）5 月 「刑事施設及び受刑者の処遇等に関する法律」の施行とともに性犯罪者処遇プログラム始動している。2005 年（平成 17 年）性犯罪者処遇プログラム研究会の立ち上げから最近までの経過については山本ら (2012a, b) が報告している。

　日本で監獄法が制定されたのは，明治 41 年（1908 年）である。この法律は刑事施設について定めたものとしては世界で最初のものであった。この法律が 100 年以上使用されてきたため，現実にそぐわない規定や，必要ながら定められていない事項が多く，また被収容者の権利に関する規定が曖昧なまま放置されていた。2006 年 6 月に監獄法は全面的に「刑事収容施設及び被収容者等の処遇に関する法律」へと名称が変更された。この法律の中に，特別改善指導（6 類型）：薬物依存離脱指導，暴力団離脱指導，性犯罪再犯防止指導，被害者の視点を取り入れた教育，交通安全指導，就労支援指導がある。性犯罪者のプログラム目的は，「性

犯罪者の再犯を抑止し，子どもや女性を被害から守り，社会の安全性を高めること」とされ，プログラムの基礎理論として認知行動療法をベースとし，リラプスプリベンション技法等を活用とある（Marshall et al., 2010；2006）。刑務所など矯正施設内で行われる薬物事犯（薬物依存を含む），性犯罪者（性嗜好障害，性依存症を含む）に対する treatment（治療・処遇）は一貫して「処遇」という用語が用いられている。なぜ，治療という用語を用いないのだろう。治療とは疾患に対して行うものであり，依存症などの精神疾患である場合には，収容者は治療を拒否できるのである。ところが特別改善指導の一環として実施されるのは指導であって治療ではないという論理である。認知行動療法は治療ではないのだろうか。改善指導ではなく，治療と呼び，裁判所で判決の際に治療処分を科すほうが良いように思う。性嗜好障害に薬物が効果を示すことも報告されている（阿部，2010；カプラン，2004；榎本，2007；Petit, 2008）。認知行動療法だけでなく服薬を勧めるほうが改善に役立つ場合もある。現実には精神病をもつ性犯罪者，つまり多重嗜癖（Cross-Addiction）や併発病（Co-morbidity）の場合しか医療の出番はない。

　また，犯罪者の処遇システムについては，目を見張るほどの変化が続いた。2006年（平成18年）5月「刑事施設及び受刑者の処遇等に関する法律」による特別改善指導に続いて，出所後についても配慮されるようになってきたのである。2009年（平成21年）地域定着支援センターの設立と2011年（平成23年）自立準備ホームである。前者は満期出所後行き場のない老人や知的障がい者が対象である。後者は仮釈放の受刑者を対象として，薬物事犯も受け入れている。しかし，性犯罪者は歓迎されない。地域に戻ってきて欲しくないと言われている。そのためにも再犯を防ぐことが最大の課題なのである。

1988年（昭和63）精神保健法
1992年（平成4年）ESCAP（国連アジア太平洋経済社会委員会）が「アジア太平洋障害者の十年」を決議
1995年（平成7）精神保健福祉法
2001年（平成13年）1月，21世紀の特殊教育の在り方に関する調査研究協力

者会議が，「21世紀の特殊教育の在り方について（最終報告）」をとりまとめた
2004年（平成16年）11月　奈良女児誘拐殺害発生
2005年（平成17年）4月　性犯罪者処遇プログラム研究会設置
2006年（平成18年）5月　「刑事施設及び受刑者の処遇等に関する法律」の施行とともにプログラム始動
1999年（平成11年）児童買春・児童ポルノ禁止法，改正案2009
2000年（平成12年）児童虐待防止法（2000）
2000年（平成12年）ストーカー規制法（2000）
　「ストーカー」という呼称が定着したのは日本では1990年代に入ってからである
2001年（平成13年）大阪府池田市小学生無差別殺傷事件
2001年（平成13年）配偶者暴力防止法
　本来は性差別に起因する暴力である「ジェンダーバイオレンス（GV）」防止が目的であったが，夫婦間相互暴力に対する法律となっている
2002年（平成14年）「障害者基本計画」が閣議決定
2003年（平成15年）心神喪失者等医療観察法（2003）
2004年（平成16年）奈良の少女誘拐殺害事件（ペドフィリア）
　容疑者には過去に幼児への強制わいせつの前科があった
2004年（平成16年）元大学教授の手鏡事件と痴漢行為
2004年（平成16年）発達障害者支援法の成立
2005年（平成17年）犯罪被害者等基本法（2005）
2006年（平成18年）刑事施設及び受刑者の処遇に関する法律（2006）
2006年（平成18年）高齢者虐待防止法（2006）
2006年（平成18年）矯正施設での「性犯罪者処遇プログラム」のスタート
2006年（平成18年）民間（2カ所）での性犯罪・性依存症者の治療グループ開始
2007年（平成19年）日本司法精神医学会「フランスにおける性犯罪の臨床と

研究」の講演
2007年（平成19年）性犯罪の治療・処遇に関する国際シンポジウム
2008年（平成20年）性依存症／性犯罪者の治療研究（阿部）（社会安全研究
　　　財団研究助成）
2009年（平成21年）地域定着支援センターの設立
2009年（平成21年）児童福祉法改正
2011年（平成23年）自立準備ホームの設立
2011年（平成23年）障害者虐待の防止，障害者の養護者に対する支援等に関
　　　する法律（障害者虐待防止法）

　児童の性加害や性被害が注目されるようになり，診察や講演依頼が2007年から2009年にかけて多かった。最も早かったのは，2004年2月に「児童の性加害と性被害」のテーマで，大阪府児童相談所児童相談員六合会からの講演依頼であった。それ以後，このテーマで何度講演しただろう。ところで，この時の参加者は当初予定の半数にも満たなかった。主催者はとても恐縮していたのが，丁度この時にあの岸和田での中学生に対する児童虐待があり，講演当日に当該省庁の副大臣が大阪入りしていて，その対応に児童相談所職員は忙殺されていたのだった。岸和田の職員の家には，なぜもっと早く対応しなかったのかと，石を投げつけられ窓ガラスを割られるという騒然とした状態だったのである。その頃から，児童の性的加害行動が児童福祉の領域で取り上げることが顕著になった。大阪の地下鉄に「痴漢は犯罪」と書かれたポスターがたくさん掲示されていたことを思い出す。児童の性的加害の要因として「児童虐待」が挙げられたのである。性加害児童の話を聞くとそれ以前に性被害を受けていたという事例が多かった。性被害を扱うとは性的虐待の問題を扱うということである。それまでは触れるのを避けてきた「性」について，どのように対処し，処遇していくかを考えなければならなくなったからだと思う。児童の性的問題に関する傾向をいくつか挙げておく。施設内虐待の問題として，職員による入所児童への虐待，これには職員の児童への性的悪戯や暴力であり，結果的に児童福祉施設内での虐待行為についても児童

虐待防止法で扱うとした児童福祉法改正（2008年12月3日）につながった。そして施設内での児童間の性的加害・被害が報告されるようになっていく（滝川ら，2012）。この場合に最も多いのは男児間のアナールセックス，オーラルセックスの強要である。また児童の性的加害行動が一般社会でも顕在化し，私が25年前に勤務していた児童自立支援施設の入所児童は窃盗，暴力，薬物乱用などが多かったのに対して，中学生による強姦，強制猥褻で入所する児童が入所児童の半数近くを占める施設もある状況になってきている。

Ⅲ　治療的アプローチ

1. 施設内での性的問題行動

　乳児からすでに性的興奮は観察される。自慰行為を主訴として受診することはほとんどないので医療機関では出会うことはないが，児童福祉施設の嘱託医をしていると，幼児を扱う施設職員から報告を受けることがある。また幼稚園の昼寝の時間に性器に触れながら恍惚とした表情を見せることもあると言う。幼児の自慰行為を母親からの愛情剥奪と考え，寝る前には乳瓶を口に当てると行為が止んだことがあった。この幼児は母親から嫌われ見捨てられた子どもだった。現在は高校生になり自罰的になるとリストカットを繰り返し，ボーイフレンドには四六時中「好きだと言って」とせがんでいる。これは恋愛依存なのだろう。幼児期の自慰行為は愛情不足によるのかもしれない。20世紀の初頭には，自慰行為が多くの研究者たちによって精神疾患の原因になると報告されていたのだが，現在はそのように考える人は少ないだろう。自慰行為は問題行動なのだろうか。『情緒障害児短期治療施設における性的な問題への対応に関する研究』（第1報）（滝川ら，2012）では，小学生男子305名，小学生女子210名，中学生男子279名，中学生女子212名を対象に性的問題について，質問紙法で，職員が回答している。「人前で性器を触ったり，マスターベーション」という質問に小学生男子3%，小学生女子9%，中学生男子5%，中学生女子1%と回答している。「人前で」ということ，さらに職員に確認されているためか頻度は低いように思われる。自慰行為に関連して「性器いじり」については，「他人の性器やプライベートゾーンに触

れる」では小学生男子低学年26％，高学年16％，小学生女子低学年18％，高学年9％，中学生男子10％，中学生女子7％であった。

　児童福祉施設に入所する児童に被虐待体験が見られることが少なくない。「過去に接触型性的虐待を受けている」という質問では男子5.3％　女子13.5％と高率に見られる。また「ボーっとすることがある，振り返りができない」（解離症状）では，男子13.0％，女子15.4％，「自己評価が低い」男子59.6％，女子44.3％のように虐待の後遺症と思われる症状の出現も高い。いずれにしても，性的問題行動や性非行と被虐待体験は相関しているようである。この報告書では，性的行動の男女差について，「触る」「見せる」「強要する」など，性に直接結びついた行動は男子に多く，「近づく」「接近する」というような間接的な形で問題となる場合が女子に多いと指摘している。

2. 被虐待体験と性的問題

　被虐待体験から性的問題を起こす場合，そのような行動を「性化行動」と呼ぶ。性非行の背後に性的虐待の深刻さが見られる場合も多い。児童福祉施設内で性的加害をする児童が過去に性的被害体験を受けている場合には，被虐待体験から性加害へという方向，女子の場合には性被害が反復されることがある。被虐待体験に由来すると思われる脱抑制性愛着障害の子どもでは，初対面の異性に纏わり付きベタベタと身体接触を図る行動が見られる。そのために女児から挑発されていると感じる職員もまれではない。反対に男児の場合に，女子職員が添い寝をすると職員の太股にペニスを押しつけてくることがある。家庭にいるときに性的刺激に曝されてきたと推測され，女子職員に「そんなふうにしなくても，傍で寝てくれるだけで良いの」と言うようにアドバイスすることにしている。対人関係のありようが挨拶や会話といった言葉によるよりも性的行為を介して行われると思われる。

Ⅳ　治療経験から

　なぜ，性非行や性犯罪をするのだろう。性の発達がどこかで歪むのだろうか。

被虐待体験から説明できるかもしれない。いやそれだけでは説明できないことも多い。これまで治療的に関わった印象に残る症例を挙げてみよう。詳細は紙面の都合上割愛する。

1. 無射精セックス

　幼児期に髪の毛を三つ編みにしてスカートをはかされ「おまえみたいな男の子じゃなくて，可愛い女の子が欲しかった」と母親から言われた男児は，小学4年時，精通前に性交があり，「おれは男だ」と刺青していた。母親に対する憎しみは強いが，セックス相手の女児には親しみを感じているようである。射精できるわけもなく，ただ挿入しているだけで満足だったと語る。母親の虐待ぶりは甚だしく，冬に裸で戸外に放り出されたこともあり，一方で兄はとても大事にされたというものだった。

2. 性加害児童の奇妙な行動

　一般に成人の性犯罪者は盗みなど他の犯罪を行うことは少なく，「風俗犯」と呼ばれ犯罪の方向は単一型と言われるの対して，少年では性非行だけでなく他の種類の非行も行われることが多い。いくつかの事例で，性加害の児童に奇妙な収集癖が見られることがあった。収集の対象は髪の毛や昆虫の死骸など奇妙な気味の悪いものが多い。生き物の断片を集める，生き物そのものではないところが興味深い。

3. 異性のイメージ

　母親から虐待を受け児童福祉施設に入所し，その後真面目に働いていた少年にガールフレンドができた。しかし，彼女に指一本触れようとせず，その一方で強姦を繰り返していたのである。逮捕された時，彼はこう語った。「母親みたいにチャラチャラした女はやっても良いんだ」。彼の心の中では女性像は嫌悪と尊敬の間に引き裂かれていて，嫌悪の対象は強姦の対象なのかもしれない。理想化された対象はセックスの対象とならないのである。強姦とサディズム。

4. 強姦犯の身体図式

　強姦犯が動機について語ることは稀である。あるとき,「射精できなくなり,精液が体に溜まっているからうつ病になった」と訴えてきた受刑者がいた。それ以前にも抗うつ薬を投与していたが,抗うつ薬を服用するとインポテンツになり自慰行為ができなくなって射精ができず辛いという訴えもしばしばだったのである。精液を放出しないと精神的に不安定になるという論理は,強姦をしたことの言い訳にも聞こえ,また自分の身体を精液の体内貯留と放出の機械のように語るのが印象的だった。強姦を繰り返していた頃から,このような身体イメージをもっていたのかは不明であるが,身体を性欲のための機械とみなしている。執拗に訴えるようになった数カ月後に自殺した。

5. 愛撫は煩わしい

　下着盗や覗きでは,マスターベーションをしていることが少なくなく,射精の道具としての性犯罪と言えよう。最近,治療中の性器露出の患者が語った言葉が印象的であった。「怯える女の顔が見たいのかもしれない。それから自分は変なのか,セックスのときに愛撫とか前戯なんて煩わしくさっさと射精したいだけなんです」と。さらに「すらりとした女子高生の制服を見るとスイッチが入ってしまうんです。どうしてもスカートの中を見たくなるんです」と語る。生育歴を尋ねると母親や女性に対する怒りを述べ,情愛に満ちたやりとりのできなさが性犯罪の背後にあるのは,この青年だけではないように思う。

6. 相手を思いやる心

　ある性依存症の女性は,両親が自殺したことや子どもの頃に学校から家に帰ると母親が見知らぬ男性と裸でいるのを目撃したことを語っている。結婚後,子どもができたが夫が不在時に誰彼かまわず誘惑し,セックスを繰り返していた。しかもほんの数分で行為は終わりすぐにその場を立ち去ってしまう。抗うつ薬を服用し,徐々に安定してくると夫への気遣いをみせるようになった。治療の転機は,「相手を思いやる心」と思われる。

セクシャリティ事典（Petit, 2008）では,「最も性的生活を享受できる人々は, 情愛に満ちた生活を送り, 性に関する経験を役立てる術を知っているのかもしれない。セクシャリティは, それぞれの時期の肉体的, 精神的だけでなく人生そのものの健康度の指標である」という。

この伝で行くと, 性非行や性犯罪をする人々は性生活を享受でない, 情愛に満ちた生活を送れないのだろう。その原因は被虐待体験や養育体験の中で異性のイメージをうまくつくれなかったり, 身体図式が歪んだ結果などいろいろである。それが対人関係様式に反映される。

V 子どもの性的問題行動の評価と治療的アプローチ

1. 評価と理解

成人の性犯罪リスク評価としては, Static-99 が有名である。Static-99 は, 2000 年に Hanson らが作成した性犯罪再犯リスクスケールで, 再犯率を検討したものである (R. Karl Hanson, David Thornton: Law and Human Behavior, vol.24, No.1, 2000, p.119-136)。以下の 10 項目から構成されている。(1. 過去の性犯罪歴。2. 性犯罪を含めたこれまでの犯罪。3. 接触によらない性犯罪があったか。4. 直近(今回）の性犯罪では, 同時に粗暴犯として取り扱われたか。5. 過去に性犯罪以外の粗暴犯があったか。6. 被害者は近縁で親しい人以外か。7. 被害者はまったく面識のない人か。8. 男性の被害者はいるか。9. 25 歳未満か。10. 独身か？)

子どもでは性的加害の問題をもつ 12 歳から 18 歳の男子に用いるチェックリストとして The Juvenile Sex Offender Assessment Protocol-II (J-SOAP-II) が, Robert Prentky と Sue Righthand が 2003 年に作成している。これは 2 つのスケールからなっている (1. Sexual Drive/Preoccupation Scale Score: /16, 2. Impulsive-Antisocial Behavior Scale Score: /16)。この 2 つのスケールの点数によって, 性加害と他の非行との関係, 治療やケアがどの程度必要かを判断する。

Phil Rich (2003) は, 青少年の性犯罪者を理解するために Bio-psychosocial model を提示し, 性犯罪少年を理解する理論が数多くあるとしている。図に示すように, 1. Physiological theories（生理学的）性的関心や性衝動も含めた身体的欲求に基づ

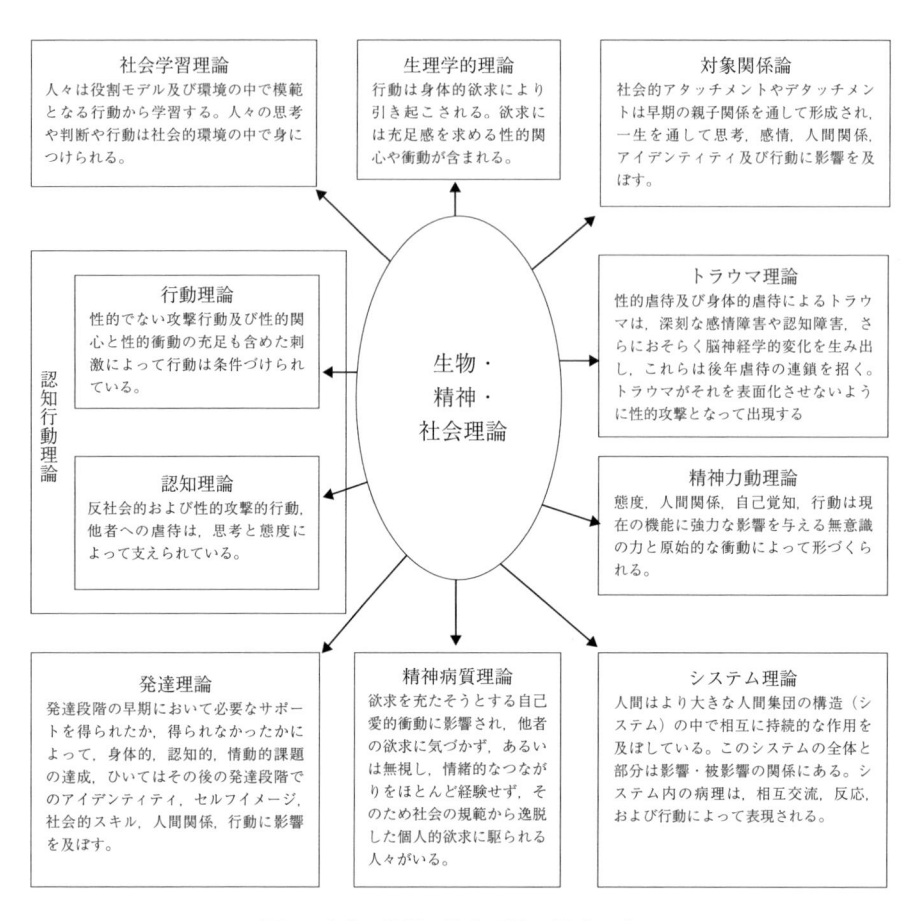

```
┌─────────────────┐  ┌─────────────────┐  ┌─────────────────┐
│   社会学習理論   │  │   生理学的理論   │  │    対象関係論    │
│ 人々は役割モデル │  │ 行動は身体的欲求 │  │ 社会的アタッチメ │
│ 及び環境の中で模 │  │ により引き起こさ │  │ ントやデタッチメ │
│ 範となる行動から │  │ れる。欲求には充 │  │ ントは早期の親子 │
│ 学習する。人々の │  │ 足感を求める性的 │  │ 関係を通して形成 │
│ 思考や判断や行動 │  │ 関心や衝動が含ま │  │ され，一生を通し │
│ は社会的環境の中 │  │ れる。           │  │ て思考，感情，人 │
│ で身につけられる │  │                 │  │ 間関係，アイデン │
│                 │  │                 │  │ ティティ及び行動 │
│                 │  │                 │  │ に影響を及ぼす。 │
└─────────────────┘  └─────────────────┘  └─────────────────┘
```

図1 生物・精神・社会理論の構成モデル

く。2. Behavioral theories（行動）行動は何らかの刺激による。行動は性的でない攻撃的な場合もある。3. Cognitive theories（認知）思考と態度が反社会的あるいは性的な行動を支える。レイプ神話尺度，痴漢神話尺度，神話と事実の検証。4. Cognitive-Behavior theories 認知行動療法。5. Social learning theories（社会学習）ポルノや漫画の影響，保健の授業の影響。6. Developmental theories（発達理論）。7. Psychodynamic theories（精神力動理論）。8. Attachment and object relation theories（愛

着，対象関係理論）。9. Systems theories（システム理論）。10. Trauma theories（トラウマ理論）被虐待児童の性加害も多い。11. Theories of psychopathy（精神病質理論）サイコパスに関するさまざまな理論。これらの理論から性加害児童を理解する必要がある。

2. 治療的アプローチ

　子どもの性的問題行動を理解するには，Phil Rich が示した Bio-psychosocial model が良いように思う。成人の特に認知行動療法は再犯防止にのみ焦点が置かれているようで，性衝動をどのようにコントロールするかに主眼がおかれ，なぜ性衝動の歪んだ表現が起きるのかについてあまり注意が払われない。子どもの場合，性的問題の背後にある養育や発達の歪みに目を向け，治療プログラムの中に，性教育だけでなく教育全般を視野に入れた対応が必要だと思われる。石澤（2009）は性教育を治療の一環だと思ってしまうとそれほど効果が上がらないことがあると述べ，性教育は性犯罪の予防，あるいは健全に成長していくために必要なものであって治療とは別なものとしている。児童福祉施設の中での性的な被害・加害が多いので，性教育に対する取り組みがおこなわれている。基本的には次の３つが挙げられる。①きちんと性について知識をもつこと，②自分を大切にする，③ほかの人を大切にすること，そして，性器の部分を「プライベートゾーン」という言い方がされている。

　子どもについても児童自立支援施設などで性的問題を起こした子どもへの治療プログラムが導入されているところもある。しかし，子どもの場合集団で行おうとすると教室での勉強のような雰囲気になることがある。どうしても子どもと一対一での対応が多くなる。子どもの性的加害行動が性犯罪か精神疾患か，虐待の影響か，モラルの問題かなど複合している。薬物療法としては少量の抗うつ剤を用いられることもあるが，子どもでは一般的ではない。しかし気分・感情の波が極端に激しい，あるいは睡眠障害など薬物療法の効果が期待できる場合には投与される。性的問題行動を指摘されると子どもでも緘黙状態になることが少なくない。盗みや暴力などと異なり羞恥心が見られる。反対に「安易な謝罪」「偽りの

洞察」に注意する必要がある場合，あっけらかんとして性的問題行動を赤裸々に語る。心理療法が主になるが，成育史を詳細に検討し，自尊感情，行為に対する認知，被害者への感情，怒り，不安，自己表現，孤独感，愛着，性的興味などが標的症状となる。

　子どもの場合，成人と異なり性衝動だけでは理解できない点が多い。例えば，加害行為を行って周囲の反応に加害児童が驚く場合が少なくない。繰り返す児童は少ないと思われ，成人の性犯罪者の多くは子どもの時からすでに問題行動が見られることが多いのだが，児童に性的加害があるからといって成人して性犯罪を起こすとは限らない。

VI　おわりに

　子どもの性加害，あるいは成人の性犯罪でも養育体験が悲惨であった場合が少なくない。被害体験から加害行為に向かう。かつて痴漢の研究（阿部，2008）をした際に，彼らの多くが自分の養育体験を惨めだったと語った。性的虐待を受けた女子が性化行動をとるようになり再被害をうけることも少なくない。被害にあっている間になんらかの症状を呈することは少ない。被害体験は「事後的」であり，保護されてから創り出される。被害体験を語ることは少なく，そのために「そっとしておく」ことになる。養育体験の悲惨さや被害体験はすぐには「標的症状」になりにくい。子どもの成長に寄り添っていかなくてはならない。そして性に興味を持つことは良いことでも悪いことでもなく，当たり前のことなのだと伝えていく必要がある。

文　献

阿部惠一郎（2008）「性依存者及び性犯罪者における社会内トリートメントのあり方」についての研究―平成20年度財団法人日本社会安全前研究財団助成研究報告書．

阿部惠一郎（2010）性犯罪と性嗜好障害について，そして性嗜癖．現代のエスプリ521　性とこころ，p.135-p.138．ぎょうせい．東京．

G. bonnet（2007）Les perversions sexuellees. PUF, Paris．（西尾他訳（2011）性倒錯．文庫クセジュ．白水社．）

カプラン著，井上令他監訳（2004）臨床精神医学テキスト．メディカル・サイエンス・インターナショナル，東京．
榎本稔（2007）依存症がよくわかる本．主婦の友社，東京．
石澤方英（2009）児童福祉施設の現状と課題・性的問題の視点を通して．現代性教育研究月報，p.7-10.
W. L. Marshall et al. Sexual offender treatment, Controversial issues（2010）性犯罪者の治療と処遇—その評価と争点．（小林万洋他訳）日本評論社，東京．
W. L. Marshall et al. Treating Sexual Offendes. an Integrated Approach. Routledge. New York. 2006.
中野信子（2014）脳内麻薬．幻冬舎，東京．
Petit（2008）Larousse de Séxualité. Larousse, Paris.
Phil Rich（2003）Understanding, Assessing, and Rehabilitating Juvenile Sexual Offenders, Chapter 4: p58-76, Gilford.
田口真二他（2010）性犯罪の行動科学．北大路書房，京都．
滝川一廣他（2012）情緒障害児短期治療施設における性的問題への対応に関する研究．平成21/22 年度研究報告書．子どもの虹情報研修センター．
浦田・山本（2012）Association for the Treatment of Sexual Abusers（ATSA）大会に参加して．刑政 5 月号．
山本・松嶋（2012a）性犯罪者処遇の現状と展望（第二回）性犯罪再犯防止指導の受講前後比較による効果検証について（その一）．刑政 10 月号．
山本・松嶋（2012b）性犯罪者処遇の現状と展望（第三回）性犯罪再犯防止指導の受講前後比較による効果検証について（その二）．刑政 11 月号．
山本麻奈（2012）性犯罪者処遇の現状と展望（第一回）性犯罪者処遇プログラムの概要について・最近の取り組みを中心に．刑政 9 月号．
山本麻奈（2012）性犯罪者処遇の現状と展望（第四回　最終回）性犯罪者処遇プログラムの効果検証と今後の課題について．刑政 12 月号．
山本麻奈（2013）性犯罪者処遇プログラムの効果検証結果と今後の取り組みについて．刑政 5 月号．
遊間義一（2012）犯罪者処遇プログラムに対する効果検証の基本的な考え方．刑政 12 月号．

性依存症と家族

性犯罪加害者家族支援

——斉藤　章佳（御徒町榎本クリニック）

I　はじめに

　あなたは，もし身内の誰かが性犯罪で逮捕されたらどうするだろうか。それが今まで表面化していなかっただけで，本人は何度も繰り返していた行為だと知ったらどうだろうか。性犯罪事件の発生および逮捕，起訴，裁判，受刑という一連の刑事手続きは性犯罪者を取り巻く家族に対して，心理的・社会的・経済的に大きな影響を及ぼす。そして，時に生き地獄ともいえる現実に直面する加害者家族の実態についてあまり知られていない。

　近年では，東野圭吾氏の小説『手紙』や，テレビドラマ『それでも，生きていく（フジテレビ系）』などで犯罪加害者家族が取り上げられ，少しずつではあるがその闇に光が当たるようになってきた。これらの作品からもわかるように，我々もいつ家族の誰かが罪を犯し，犯罪加害者家族になるかもしれないというリスクの中で生活している。

　榎本クリニックでは，現在議論が高まりつつある「性犯罪者の地域トリートメント」に関連するさまざまなプログラム（以下 SAG：Sexual Addiction Group-meeting）を実施している。本章では，2008年7月から日本で初めてスタートした性犯罪加害者家族に特化した支援グループ（以下 SFG：Sexual addiction Family Group-Meeting）の取り組みを通してこの問題で苦しんでいる加害者家族の現状を述べたい（斉藤，2012）。

II　先行研究

　まず，国内の数少ない先行研究として第15回日本犯罪社会学会（大会テーマ「犯罪者とその家族」，1988年）にて以下のような内容が議論された。
　①犯罪の原因としての家族
　②犯罪抑止力としての家族（更生の場としての家族）
　③被害者としての家族
　また，2008年から国内における先駆的取り組みとしてNPO法人ワールドオープンハートの代表である阿部恭子氏が，仙台で包括的な加害者家族支援を始めている。このように，日本には犯罪加害者家族支援についての文献や取り組みは殆どないが，先進諸国ではすでに犯罪加害者家族支援は当たり前のように行われており，加害者家族は「Hidden Victim」つまり「隠れた被害者」と呼ばれ専門的な支援の対象になっている。
　その代表例は，イギリスのPOPS（Partners of Prisoners and Families Support Group）というNGO団体である。POPSは警察などの行政機関と連携して，事件発生直後から総合的な支援を行っている。犯罪加害者家族を支援することにより，出所した後の受け皿を保つことで再犯防止にもつながっているという。
　性犯罪の場合を考えてみよう。事件のことを知った後，実際に母親や妻は息子や夫が性犯罪で逮捕されるとこの上ない苦しみに襲われる。例えば，我が国で最も多い性犯罪である痴漢を夫が繰り返していて，逮捕されたケースを考えてみる。日本の妻たちは，夫が痴漢で逮捕されたということでさまざまな葛藤に悩まされる。「自分が妻として失格なのではないか？」という自責感，「性的に満足させられなかったあなたが悪い」と周囲から責められるのではないかという罪悪感，また同じ女性として「被害者に申し訳ない」という加害者意識など，多種多様な感情がそこには混在している。さらに刑事手続きのプロセスにおいては，各段階で慣れない作業に悩み，不安を抱えながら日々対応に追われる犯罪加害者家族がいる。

Ⅲ　プログラム立ち上げの背景

　このような日本における犯罪加害者家族の実情がある中，榎本クリニックでは身内の性犯罪の問題で悩む家族支援グループ（以下 SFG）を立ち上げた。SFG 立ち上げの背景として，もちろん依存症治療において家族支援は重要な役割を果たしているという側面はあるが，筆者がアルコール臨床の中で長い間ひっかかっていたある症例が SFG 立ち上げの動機になっている。その症例を簡単に紹介したいと思う。

- 症例：S 氏（アルコール依存症）
- 成育歴：A 県にて同胞 3 子の次男として生育する。父は鉱山の棟梁で，幼い頃から実家には父親の鉱山仲間が出入りし皆で飲酒する習慣があった。S 氏も初飲が早く，物心ついた頃から父の酒席に参加していた。高卒後，地元の暴力団に出入りするようになるが度重なる飲酒トラブルで波紋となる。20 代後半の頃から，問題飲酒（ケンカや浪費）が始まり，40 代の頃から，飲酒するたびにブラックアウトし離脱症状も出始める。50 代の頃，飲酒中に初対面の他人に因縁をつけられ一方的に手を出され，ケンカになりその相手を持っていた護身用の刃物で刺し殺してしまう。裁判では，情状酌量が認められ懲役 6 年の判決で K 刑務所に服役する。出所後，生活保護を受給し榎本クリニックのアルコール治療に繋がった。

では，事件後 S 氏の家族はどのような経過を辿ったのかを報告する。
①田舎のため，事件のことは近隣住民にすぐに広まった。また，報道被害の影響で事件後すぐ S 氏の家族は引越しをすることになった。原因としては，自宅の壁に人殺しなどと落書きをされる，頻回にいたずら電話がかかる，S 氏の家族の職場にマスコミが押し寄せるなどがあった。
②長女は，婚約が決まっていたが事件後相手方の親が猛反対し破談となり，その数週間後に実家にて自殺してしまう。
③長男は，S 氏の殺人事件と長女の自殺によりうつ病を発症し，精神病院に入

院となる。現在，S氏の家族は全員所在不明である。この入院をきっかけに，S氏の両親は失踪し所在不明となる。

このように，犯罪加害者家族は自らが事件を起こしていないにも関わらず，社会の中で追い詰められ排除されていく。筆者は，アルコール治療の中でS氏の担当をしていたが，この事件後の家族の顛末を彼から聞いていたため「加害者であるS氏はともかく，なぜこの家族に何らかの支援の手が差し伸べられなかったのか？」ということが疑問として残っていた。

実は，このような臨床の中での経験もあり，日本には先行研究や取り組みが殆どない犯罪加害者家族を支援する援助システムが必要と感じ，もともと2007年5月から稼働していた性犯罪および性依存症グループ（通称：SAG）の家族支援グループとして，2008年7月にSFGを立ち上げることとなった。

Ⅳ 性犯罪加害支援グループ（SFG）のプログラム構成

表1は，SFGの概要である。

現在，妻の会・母親の会・父親の会と独立して運営しておりそれぞれの家族役割ごとに参加している。

次に，SFGのプログラムの内容について簡単に紹介する（表2）。

内容は主に教育プログラムとSFGセッション，そしてミーティングである。教育プログラムでは，SAGの内容について紹介し，主にリラプスプリベンションモデルの解説を行うことで，自宅でこの問題について話し合える知識と共通言語（ハイリスク状況やトリガーなど）を学習してもらう。SFGセッションでは，主にグループワークを行い気づきを深めていく。「息子や夫への手紙」のセッションでは，実際に本人に手紙を送るということを想定し書いたものを家族同士で読んでみるというワークを通して，実際に日頃本人に言いたかったことや本当の感情に気付いていくという効果がある。

このように性犯罪の事件だけに限らず，家族関係のコミュニケーションの仕方にまで踏み込んでプログラムを行っていくのが大きな特徴である。

表1　SFGの概要

頻　度	・毎月第一土曜日　10：30〜12：00（SFG妻の会） ・毎月第二・四土曜日　10：30〜12：00（SFG母親の会） ・毎月第四土曜日　16：30〜18：00（SFG父親の会）
時　間	・90分（グループ終了後希望者は個別カウンセリング）
参加費	・1,000円（初回は無料）
場　所	・クリニックデイケアルーム
対　象	・夫の性依存症の問題に困っている妻 ・子どもの性非行の問題に困っている家族
スタッフ	・精神科医1名／看護師2名／精神保健福祉士2名
プログラム	・教育プログラム／グループセッション／ミーティングなど

表2　SFGのプログラムの内容

教育プログラム	SFGセッション	ミーティング
《テーマ（例）》 ・性依存症とは？ ・治療の3本柱① ・治療の3本柱② ・リスクマネジメントプラン ・リラプスの予測と防止など	《セッション例》 ・サイコドラマ ・エゴグラムと対人関係 ・エンプティチェア ・息子や夫への手紙	《テーマ（例）》 ・息子（夫） ・犯罪前と犯罪後の家族 ・今だから話せること ・私の育て方 ・仲間 ・フリートークなど

　次に，女性（母親／妻）と男性（父親）にグループを分けて運営する理由について触れたい。最初は，母親と父親同一グループで運営していたが，現在は別々に運営している。分けた理由として次の4点が挙げられる。

1. 家族役割に配慮したグループ分け（斉藤ら，2013）

　1）ジェンダーバイアスの問題として，「性犯罪」の捉え方に性差があるため同一グループであるとグループの凝集性が低くなる。つまり，父親の捉え方はどこか共感的なところがありながらも行動化してはいけないだろうという考え方で，母親はどうしてそんなひどいことをしたのかというように全く拒否的な捉え方をしており，同じ現象でも性差により捉え方が違う。

　2）父親は，母親の前で自らの性意識を言語化することが難しいため，同一グ

ループだと父親は無言で帰ることが多い。また，家庭内の何らかの問題が，本人の強迫的性行動と深くかかわっている場合，父親と母親が同じ場所にいては正直に話すことができない。

3) 父親は，本人の回復はもとより自分自身の回復が必要である（自分が変わる）ということを認めることが難しい。従って，同一グループでは母親の変化についていけず父親のドロップアウト率が高くなるため分けた方が父親の定着率が明らかによい。

4) 妻には離婚するという選択肢があるが，親にはそのような選択肢はない。

以上の理由から，父親と母親（妻）を同一グループで行うことをやめ，分けて運営するようになった。その中で長期間経過を見てみると，徐々に父親グループの定着率が上がり，現在では毎回10名以上の長期定着群の参加者が増えてきた。母親グループは，毎回参加者が15名を超え3年以上通っている「先行く仲間」といわれる家族もグループの中で存在感が際立ってきた。立ち上げて5年が経過し，家族支援グループとしての安定感が出てきたように感じる。

V 研究の方法と対象

では次に，本研究の対象と方法に移る。本研究は，日本で初めての性犯罪加害者家族に特化したアンケート調査報告である。平成20年4月～平成25年3月末の期間で受診した性犯罪加害者家族112名にアンケートを実施した。アンケートは，2010年にNPO法人ワールドオープンハートが日本で初めて行った，『犯罪加害者家族実態調査質問紙（平成21年度社会安全財団研究助成企画・犯罪加害者家族実態調査)』を研究代表者阿部恭子氏の許可を得て実施した。それによって身内の性犯罪事件の後，家族は何に悩みそしてどのような援助を必要としているかを顕在化させることによって，性犯罪加害者家族臨床の意義や必要性について検討したい。

まず初めに，図1は榎本クリニックにおける性的問題行動を繰り返している本人とその家族の受診者数の推移である。平成24年は，本人の受診が139名，家族が46名となっており年々「性依存症」専門相談のニーズは高まっているのが

わかる。
　では，ここからは性犯罪加害者家族112名のアンケート結果を公表したい（図2・図3）。

Ⅵ　性犯罪加害者家族支援について

　ここでは，以上のアンケート結果（①～⑧）を通して見えてきた性犯罪加害者家族支援について，事例を通して考えてみたい。
・事例：A氏（30代）／診断名：小児性愛
　A県にて一人っ子として生育する（父は公務員・母は専業主婦）。手のかからない子で猛勉強し医学部に入り小児科医を目指していた。学生時代から幼い子どもに興味を持ち始め，医学部時代実習で女児のトイレに付き添った際に陰部を触り，それ以来同様の手口で対象行為を繰り返している。内科医として，働き始めるが仕事の休みの日は決まって車ででかけ女児に声をかけてはマンションの陰に連れて行き，陰部を触るや口淫をさせるなどの行為を繰り返していた。逮捕直前は，夜勤の出勤前に同様の行為に及んでいる所を女児に騒がれ，マンションの住人に見つかり通報され逮捕となっている。
　「現役医師の性犯罪事件」ということと立件された件数が多かったため，マスコミでも取り上げられその影響で両親は不当な差別や制限された苦しい生活を強いられるようになった。父親は仕事を退職し，母親は抑うつ状態で当院受診に至っている。
　この事例について，事件発生直後から裁判を経て実刑が決まり，本人が収監されるまで一連の刑事手続きのプロセスを追いながら，家族の悩み，つまり性犯罪加害者家族支援のニーズについて，母親のインタビューを行い以下に簡単にまとめてみた（インタビュー内容は，個人情報保護のため大幅に手を加えてあります）。
・性犯罪事件発生直後
　母親：「自宅に警察から連絡が入り私はパニック状態になりました。父親に何て報告しようか，また同時に親戚縁者に知られたらどうしようなど頭が正常に働

104　性依存症の治療

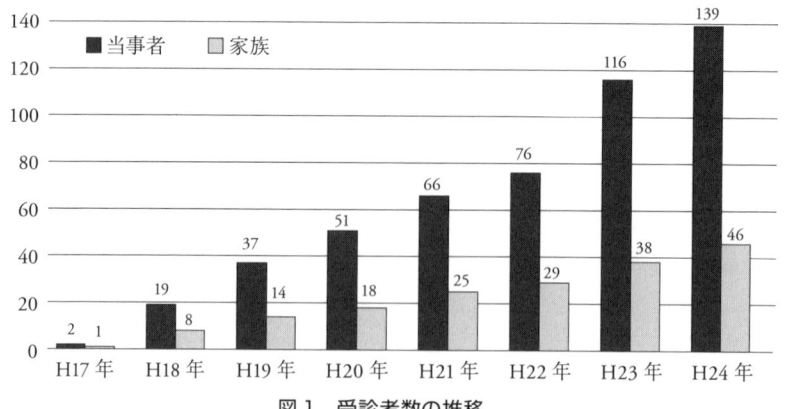

図1　受診者数の推移

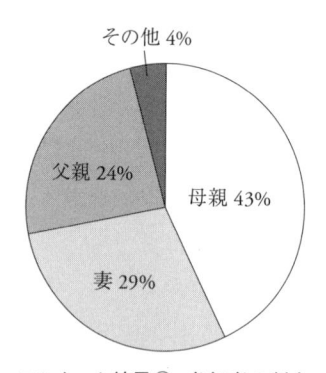

年	当事者	家族
H17年	2	1
H18年	19	8
H19年	37	14
H20年	51	18
H21年	66	25
H22年	76	29
H23年	116	38
H24年	139	46

アンケート結果①：参加者の割合
- 母親 43%
- 妻 29%
- 父親 24%
- その他 4%

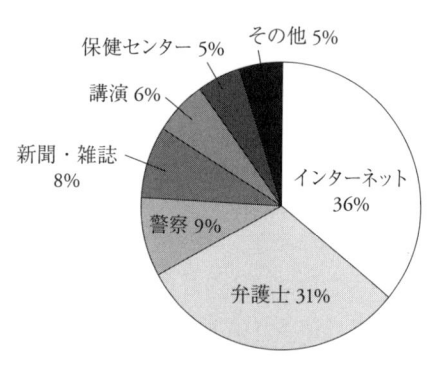

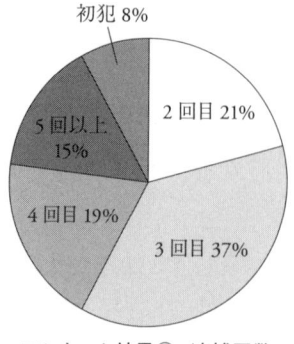

アンケート結果②：紹介経路
- インターネット 36%
- 弁護士 31%
- 警察 9%
- 新聞・雑誌 8%
- 講演 6%
- 保健センター 5%
- その他 5%

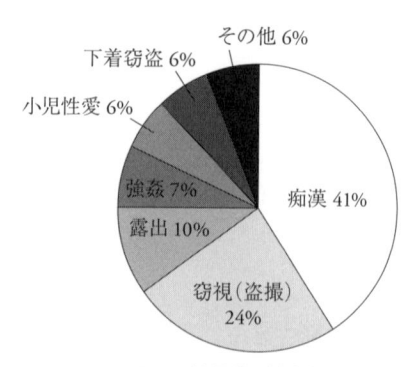

アンケート結果③：逮捕回数
- 2回目 21%
- 3回目 37%
- 4回目 19%
- 5回以上 15%
- 初犯 8%

アンケート結果④：対象行為について
- 痴漢 41%
- 窃視（盗撮） 24%
- 露出 10%
- 強姦 7%
- 小児性愛 6%
- 下着窃盗 6%
- その他 6%

図2　アンケート結果①～④（n=112）

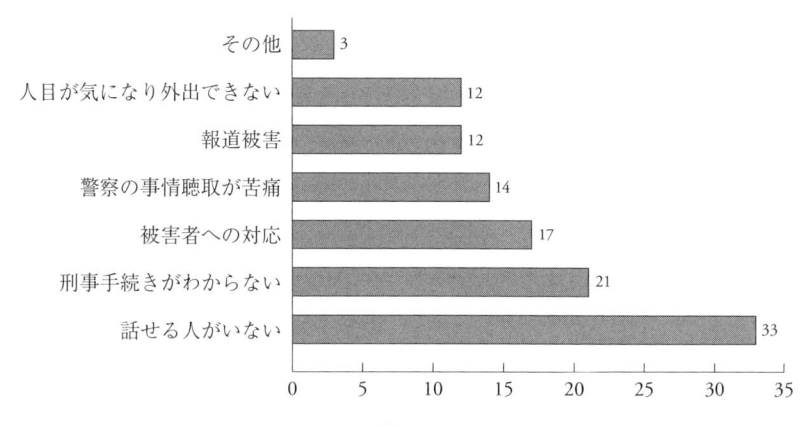

アンケート結果⑤：加害者家族の悩み

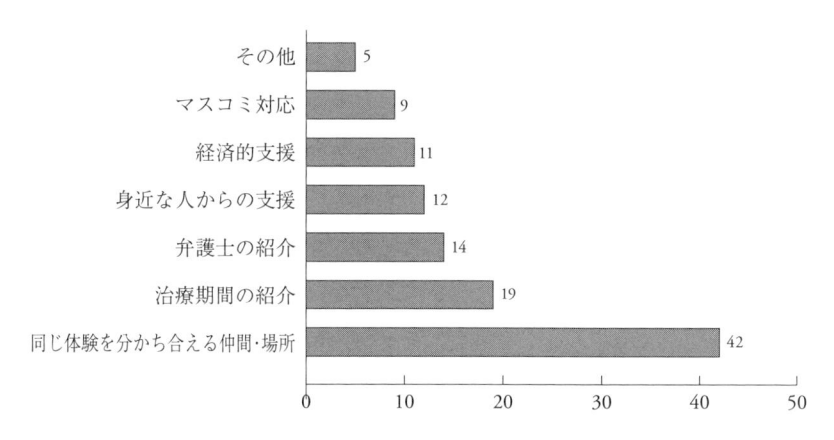

- その他　3
- 人目が気になり外出できない　12
- 報道被害　12
- 警察の事情聴取が苦痛　14
- 被害者への対応　17
- 刑事手続きがわからない　21
- 話せる人がいない　33

アンケート結果⑥：加害者家族が求める援助

- その他　5
- マスコミ対応　9
- 経済的支援　11
- 身近な人からの支援　12
- 弁護士の紹介　14
- 治療期間の紹介　19
- 同じ体験を分かち合える仲間・場所　42

図3　アンケート結果⑤〜⑥($n=112$)

きませんでした。状況の把握や今後の見通しが立てられず，件数が多かったため被害者への対応をどのようにしたらいいかわかりませんでした。まさかうちの息子が……というのが正直な感想でした」

• 逮捕

母親：「息子の場合，現役医師が起こした複数の性犯罪事件だったため，自宅や夫の職場にマスコミが取材に来てどのように対処したらよいかわかりませんでした。事件をマスコミが取り上げたためインターネットの掲示板で私たちの自宅の住所や父親の職場などの個人情報が流出・拡散し，いたずら電話が頻回にかかってくるようになりました。また，今回の事件の弁護士をどのように探したらいいかわかりませんでした。不慣れなインターネットを使い，やっと刑事弁護を引き受けてくれる弁護士の先生に出会うことができました」

• 拘留（警察署・拘置所）

母親：「担当弁護士と連絡を取り合い裁判の準備（情状証人の打ち合わせ）が大変でした。相変わらず，いたずら電話や自宅の壁に落書きをされることが続き警察に相談しようと思いましたが，外出することが怖くなり誰にも相談できませんでした。とうとう夫は仕事を早期退職し，自宅を売却，郊外のアパートに私たちは引っ越しました。また，そこでできたお金を被害者の弁済にあてました。先が見えず途方に暮れていたところ，担当弁護士に榎本クリニックをすすめられ，ようやくSFGにつながり今までの思いを初めて同じ問題を持った仲間の中で話ました。話している間，さまざまな思いがこみ上げ涙があふれました。グループセッション終了後，長く参加されている方から声をかけてもらい，久々に人の温かさに触れた思いがしました」

• 裁判

母親：「裁判当日を迎えるまでの間，自分の育て方が悪かったからこういう事件を息子が起こしたのだと，自責の念に苛まれ自殺も考えました。裁判に出廷するときに一人では不安で，緊張して裁判の内容についてよく理解できませんでした。平日休みが取れない場合，夫は傍聴できないため裁判の行方が心配でした。やはり，法廷で泣いてしまい打ち合わせ通りに受け答えができませんでした」

・刑務所

　母親：「結果的には，実刑になり地方に収監されたため旅費が高くて面会になかなか行けませんでした。また，面会の仕方がよくわかりませんでした。出所後，本人がきちんと専門治療につながるか不安でしたが，一方で，刑務所にずっといてくれた方が安心だという気持ちもありました。出所後，同居する生活を考えると不安な気持ちでいっぱいです」

　このように，犯罪加害者家族支援では刑事手続きのプロセスの中で家族にどのような援助が必要なのか，ニーズの把握が重要であるということがわかる。そして，何よりも出所後本人をどのように受け入れていくか，専門治療にどうやってつなげるかなど家族の悩みは尽きないということがアンケート調査を通じて明確になった。

　性犯罪加害者家族が直面する問題点について表3にまとめてみた。

　出所後の本人は時間とともに事件の記憶は薄れていく。しかし，家族はあの事件の日から時間が止まっており，朝起きてから夜寝るまで不安な毎日を送っている。例えば，「電話が鳴るたびに，警察からかとドキドキする」や「ニュースで性犯罪事件を取り上げていると，もしかして息子が再犯したのではと思ってしまう」や「仕事からの帰りがいつもより少しでも遅いと，また再犯したのではかと疑ってしまう」や「朝起きてから寝るまで再犯しないかどうか不安と背中合わせで生活している」などが，性犯罪加害者家族の生の声である。

　一方で，本人は出所後仕事をはじめ，また以前のような生活に戻ったと安心し，家族の日々続く不安やストレスに対して理解していないことが往々にしてある。この本人と家族の温度差をどのように埋めていくかも，今後家族支援グループを運営していく上で重要な課題であると感じている。

Ⅶ　おわりに

　では，最後に本報告の考察および結論を述べたい。

　性犯罪は他の犯罪と比べ，共有できない側面をいくつも持っている。性犯罪加

表3 性犯罪加害者家族が直面する問題点

直面する問題点	内容
経済的危機	・一家の働き手（夫・父親）を失うことによる経済的困窮 ・弁護士費用，被害弁償のための費用 ・転居による出費，失業など
心理的危機	・世間からの白い目が気になり，外出が困難になる ・笑ったり，楽しいことをしたりすることに罪悪感を抱く ・自分にも犯罪者の血が流れているという事実に苦しむ ・秘密を持っているという罪悪感に押しつぶされそうになる ・報道被害によるWeb上でのバッシングや情報の流出，拡散
社会的危機	・就職や進学に影響が出る，結婚差別を受ける ・学校で子どもがいじめにあうため離婚して性別を変える ・職場や近隣住民から嫌がらせを受ける ・被害者（家族など）からの抗議が続く

参照：阿部恭子・池美沙子・草場裕之監修（2013）「犯罪加害者家族の現状と支援に向けて」『刑事弁護』第73号．現代人文社．

害者家族支援グループは，どこでも話ができない内容を共有する場として重要な役割を担っている。

犯罪加害者家族は，身内が起こした性犯罪の二次被害として，さまざまな社会的不利（引越し・職場を変わる・報道被害）に見舞われるため，具体的援助としての医療的支援（通院・薬物療法）やさまざまな情報提供（弁護士や自助グループの紹介）を行う必要がある。

犯罪加害者家族は，本人（息子・夫）がプログラムにつながっていなくても，出所後の受け皿となれるよう準備しておく必要がある。そのために，ピアサポートとして励ましあう仲間の存在意義が大きいとアンケート調査結果が出ている。さらに，一連の司法手続きのプロセスの中で家族にどのような援助が必要かのニーズの把握をし，それに合った情報提供や分かち合う場所の確保が重要であるということが明確になった。

この問題に関わる援助者自身が犯罪加害者家族は"援助が必要な存在である"という認識を持つ必要がある。筆者もこのグループを運営するまでそのような視点はなく，改めて犯罪加害者家族支援の重要性を再認識することができた。最後

に，今後この取り組みが日本における「性犯罪加害者家族支援」のあり方について有用な研究資料になれば幸いである。

文　献

阿部恭子・池美沙子・草場裕之監修（2013）犯罪加害者家族の現状と支援に向けて．刑事弁護，73号．現代人文社．

斉藤章佳・深間内文彦（2013）性的嗜癖行動に対する包括的地域医療としての取り組み．臨床精神医学，42(9), 1145-1146.

斉藤章佳・弦間和男・西牟禮京子ほか（2012）性犯罪者における地域トリートメント―性犯罪加害者家族支援グループ（SFG）のアンケート調査を中心に．性とこころ，4, 102-112.

医療機関での性犯罪および性依存症の治療

——斉藤　章佳（御徒町榎本クリニック）

I　はじめに

　性依存症とは，ICD-10における「性嗜好障害（F65）」，あるいは，「性障害および性同一性障害」（DSM-Ⅳ-TR）の下位分類である「パラフィリア」におおむね該当するが，リスクを承知しているにも関わらず性衝動をコントロールすることができず，精神的・身体的・社会的な破綻を来たしていれば性依存症という概念で括っている。本稿では，民間の医療機関としてはきわめて先駆的な取り組みをしている当院の性犯罪および性依存症治療プログラムと家族支援グループを取り上げ，この問題の実態と治療および今後の課題について述べた。また，本稿では反復する性犯罪および強迫的性行動を「性的嗜癖行動」と捉えて論じていく。

Ⅱ　グループ立ち上げの背景

　悲惨で残虐な性犯罪が続き，2005年には法務省から警察庁に刑務所の出所予定日や居住予定地などの情報を提供する制度が始まり，さらに2006年4月から特定の矯正施設や保護観察所において，先進的とされるカナダやイギリスの治療構造をモデルにした「性犯罪者処遇プログラム」がスタートし8年が経過したことになる。年間約500人の性犯罪者がこのプログラムを受講し，その評価についても並行して進められている。平成24年12月，法務省矯正局成人矯正課による「刑事施設における性犯罪者処遇プログラム受講者の再犯などに関する分析」

では，プログラム受講群は非受講群に比較して再犯率が低く，一定の効果をあげているという研究結果が公表されている。

嗜癖化した性犯罪者の多くは，強迫的性行動がコントロールできず再犯を繰り返すため，治療的アプローチ抜きに刑罰のみでは，対象者の更生や回復は考えられない。しかし，反復性の高い性犯罪者に対して出所後，地域トリートメントの枠組みで再犯防止や治療的試みをおこなっている医療機関やリハビリテーション施設はわが国では皆無に等しい状況である。

そこで，榎本クリニックでは2006年5月に「性犯罪及び性依存症グループ（以下 SAG：Sexual Addiction Group-meeting）」を立ち上げ，さらにその後，家族からの相談が多いため，性犯罪加害者家族支援グループ（以下 SFG：Sexual addiction Family Group-meeting）を2007年7月から開始した。SFGは日本で初めての性犯罪加害者家族に特化した支援グループである。

Ⅲ　性的嗜癖行動とは

1．アディクションとしての側面

嗜癖行動とは強迫的・衝動的・反復的・貪欲的・有害的・自我親和的・行為のエスカレーションという特徴をもち，この7つの要素を満たすものを行為嗜癖という。また，Giddens. Aは，名著「親密性の変容」(1995)の中で依存症を行為中の高揚感・自己喪失・生活時間の一時停止・行為後の後悔・行為中断後の行為再開への渇望と定義している。繰り返す性的嗜癖行動も以上のような特徴を兼ね備えている。

ICD-10では，性的嗜癖行動を「性嗜好障害」として扱っており，このカテゴリーは，フェティシズム・フェティシズム的服装倒錯症・露出症・窃視症・小児性愛・サドマゾヒズム・性嗜好の多重障害・他の性嗜好障害などに細分化されている。また，DSM-Ⅳ-TRでは，「性嗜好異常（パラフィリア）」と命名されており，露出症・フェティシズム・窃触症・小児性愛・性的マゾヒズム・性的サディズム・服装倒錯的フェティシズム・窃視症などに分類されている。ここでは対象行為に対して，強烈な性的興奮をもたらす空想，性的衝動または行動が6カ月以上持続

するものと規定している。

　性的嗜癖行動は痴漢やレイプ，わいせつ行為，のぞき，盗撮，露出，小児性愛など，法や条例に違反するものだけではなく，強迫的な自慰行為，サイバーセックスへの耽溺，風俗店通いが止まらないなど，法に抵触しないものも含まれる。すなわち，被害者が存在し犯罪化するタイプと，被害者はいないが強迫的性行動がコントロールできず，社会生活が破綻するタイプの2つに大別される。

2. 認知の歪み（性差別）

　多くの性的嗜癖行動を繰り返す者（以下性依存症者）には認知の歪みや女性観の偏りがみられる。マスコミでも大々的に取り上げられ海外メディアでも有名になった某市長の従軍慰安婦に対する歴史認識と沖縄のアメリカ兵に性風俗を推奨した発言は，日本社会に根付いている性差別の問題を如実に表したものであったように感じる。加害者臨床の視点から読み取れることは，加害者の巧みな自己防衛を維持する内的要因は「残酷な行為をしたことを認めれば自らの存在価値が全面的に否定される」という恐怖であり，これはあらゆる種類の加害行為に共通する要素である。社会に存在する価値観とは，その妥当性や信憑性が検証されないままに多くの人にとって暗黙の共通認識になっていることがある。その代表的なものの一つに性差別があり，加害行為を強化し，かつ巧妙にその卑劣な行為を隠蔽しているといえる。

　実際にグループセッションでの当事者の発言では，被害者が恐怖に凍りついていたにも関わらず「（被害者が）性的接触を望んでいた」と認知している者や，「女なら男性の性欲を受け入れて当然である」という，性的嗜癖行動を継続するための自己中心的な合理化（性差別という認知の歪み）が存在している。

3. 犯罪としての側面

　性的嗜癖行動の背景には被害者が存在していることが多く，矯正施設で行なわれている性犯罪者処遇プログラムや治療の中で「被害者への謝罪」や「被害者の痛みを理解する」という内省や共感性は欠かせない。

表1 治療スケジュール

週/曜日	火曜日	木曜日	金曜日 (新しい参加者)
第1週 (19:00〜20:00)	コーピングスキル・トレーニング&リスクマネジメントプランの発表 (1カ月に1回更新)	グループミーティング	リラプスプリベンションセッション
(20:00〜20:30)	個別面接	個別面接	個別面接
第2週 (19:00〜20:00)	SCAメッセージ (12ステッププログラム)	グループミーティング (女性スタッフ)	リラプスプリベンションセッション
(20:00〜20:30)	個別面接	個別面接	個別面接
第3週 (19:00〜20:00)	教育プログラム (刑務所からの手紙)	問題解決指向プログラム	リラプスプリベンションセッション
(20:00〜20:30)	個別面接	個別面接	個別面接
第4週 (19:00〜20:00)	グッドライフ・セッション (グッドライフモデル)	グループミーティング (女性スタッフ)	リラプスプリベンションセッション
(20:00〜20:30)	個別面接	個別面接	個別面接

　性犯罪は親告罪であるから，被害者が届け出なければ犯罪とはならない。従って，性犯罪は非常に暗数の多い犯罪である。欧米では，一人の性犯罪者の背景には60人の被害女性（児童）が存在すると言われている。性依存症者の治療は彼らの更生はもとより，被害者を守るためのプログラムであることが望まれる。性犯罪は女性蔑視の人権侵害行為である。

Ⅳ　SAGプログラムの概要

1. 治療スケジュール

　現在当院では，表1にあるように，週3回（火曜・木曜・金曜），グループワークと個人面接を実施している。

2. コーピングスキル・トレーニング（CST：Coping Skill Training）

　2013年より当院で新たにスタートしたコーピング・スキルに焦点を当てた治療プログラムを紹介する。

表2　コーピングスキルトレーニング

高い(High Risk) ↑　　　対象行為（　　　　　　　　　　　　　　　）

レベル	具体的なハイリスク状況（問題関連行動・問題関連思考・感情のうっ積）	認知的コーピング（実行しやすい難易度…1〜5段階）	行動的コーピング（実行しやすい難易度…1〜5段階）
Lv5			
Lv4			
Lv3			
Lv2			
Lv1			
（例）Lv3	・仕事から帰宅時、人身事故に遭遇し仕方なく満員電車に乗車してしまう。	・「一見重要ではない決定」リストに照らし合わせ、乗車したことを正当化しない。	・下車しやすいポジションを確保し、次の駅で強制的に途中下車する。

低い(Low Risk)

　矯正施設内の性犯罪再犯防止プログラムでは，「認知の歪み」に焦点を当てたプログラム構成になっている。しかし，地域トリートメントにおける性犯罪再犯防止プログラムのポイントは「コーピングに始まり，コーピングに終わる」と言っても過言ではない。毎月第4火曜日は，参加者が作成したリスクマネジメントプランを参考に新しいコーピング・スキルを学習するためのセッションとなっている。表2は，治療プログラムで実際に使用しているテキストの一部である。

3. SAGプログラムの3本柱
1）再発防止（リラプス・プリベンション）

　一本目の柱は，再発防止である。性的嗜癖行動に対する治療的アプローチで，最も重要なことは「再犯しない」ということに尽きる。再犯しないことは，被害者にとってはもちろん，被害者の家族にとって，社会にとって，加害者家族にとって，そして加害者本人にとって最優先課題である。従って，当院の治療プログラムでもこの点に最も工夫と時間とエネルギーを注ぐ。

　当院で採用しているリラプス・プリベンション・モデルとは，もともと薬物やアルコールなどの物質使用障害のプログラムにおいて，Marlatt. GA. によって開発・発展してきたものである（Marlatt, 2005）。Marlatt らは，アディクト（依存症者）において断薬・断酒継続が困難な対象者が多いということに気付き，再発防止に焦点を当てたリラプス・プリベンション・モデルを開発した。そして，リラプスに至るプロセスを，①高リスク状況（問題行動に対するセルフコントロールの低下を指しており，昔の薬物仲間に会うといった物理的状況に加え，不安や抑うつなどの感情が生起することも指している），②ラプス（セルフコントロールを失った最初の出来事をいい，薬物の最初の使用などを指している），③リラプス（嗜癖行動が表面化するレベルまで達することをいい，薬物などの恒常的な使用を指す）の三段階で捉えている。このような高リスク状況に陥る要因としては，①「予期しない出来事」により，これに対処しきれないこと，②「生活習慣の乱れ」からくるストレスにより，そのコーピングとして問題行動を用いること，③「一見重要ではない決定（日常生活上の何でもないような決定が，実は問題行動を誘発する原因の1つになっている（朝比奈, 2007）。例えば，痴漢の常習者の場合，時間がない時に「急いでいるから仕方ない」と考え，日頃避けていた満員電車に乗ってしまうというような十分に意識化されないまま対象行為に接近してしまうこと，以上3つのパターンを想定している。

　リラプス・プリベンション・モデルではリスク要因を特定し，効果的に対処することにより再発に至らないようにすることを目的にしている。当院でも，このリラプス・プリベンション・モデルを中心に毎週金曜日にワークブックを用いた

グループセッションを実施している。
2）薬物療法

2本目の柱は，適切な薬物療法である。薬物療法の目的は以下のとおりである。

まず，強迫的性行動・思考を抑制するためであり，その代表的なものが，SSRI（選択的セロトニン再取り込み阻害薬）である。SSRI は言うまでもなく，現在，うつ病の薬物治療の第一選択薬であるが，性的嗜癖行動は強迫性障害の側面も併せ持つことから，この点で SSRI が有効にはたらく症例がある。また，SSRI の有害事象の一つとされる性機能不全を治療的に生かすために，患者に十分な説明をし同意を得た上で，薬物療法を実施している（深間内，2010）。

SSRI の処方目的は，下記のようにまとめることができる。

①性的欲求の抑制
②強迫観念・強迫行為の緩和
③衝動性の制御

尚，SSRI 以外にも抗精神病薬や抗男性ホルモン剤などを併用して治療プログラムに参加している対象者もいる。

薬物療法のもう一つの目的は，生活リズムの安定化である。睡眠障害や過度の不安・抑うつなどは生活習慣の乱れにつながり，問題となる対象行為に至ることが少なくなく，向精神薬の併用により規則正しい安定した生活を維持していく必要がある。また，よくみられるケースとして，飲酒が対象行為のリスクを高めたりトリガーとなっている場合，抗酒剤の服用も必要となる。

3）性加害行為に責任をとる

3本目の柱は「性加害行為に責任をとる」ということである。これは，いかに被害者に対して責任をとって今後生きていくかということであり，性加害者のすべての言動や振る舞いについて，「被害者が見たらどう感じるか」というフィルターを通して生きるということである。

「性犯罪被害にあうということ」や「性犯罪被害とたたかうということ」の著者小林美佳さんは，自分自身の性犯罪被害体験から加害者に対しての感情を次のように述べている（小林，2008）。「加害者には死ぬまで許さないと被害者から思わ

れていることを背負って生きてほしいから，反省や謝罪文をもらったところで意味がない。それが正直な気持ちです」と，被害者としての生の気持ちを語っている。被害者の立場に立ってみれば，性依存症（病気）であろうが無かろうが，人間としての尊厳を踏みにじられたことに変わりはない。

　加害者が考える被害者感情と本当の被害者感情は決してイコールではなく，加害者にできることは可能な限り真の被害者感情に近づこうと一生努力し続けることであると考える（斉藤ら，2012）。

V　性犯罪加害者家族支援

1．家族にとっての葛藤の日々

　当院では，性犯罪加害者家族支援の一環として家族の役割（父親・母親・妻）に照準を合わせたSFGを実施している。残念ながら加害者本人にとっては，事件後の記憶は時間とともに薄れていく。しかし，家族にとっては，その事件の日から時間が止まっており，朝起きてから夜寝るまで不安な毎日を送っている。例えば，「電話が鳴るたびに，また警察からではないかとドキドキする」「ニュースで性犯罪事件を取り上げていると，もしかして息子が関係しているのではと思ってしまう」「仕事からの帰りがいつもより少しでも遅いと，また事件を起こしたのではないかと疑ってしまう」「朝起きてから寝るまで再犯しないかどうか不安と背中合わせで生活している」など，これらこそが性犯罪加害者家族の偽らざる声である。

　一方本人は，出所後就労すると以前のような生活に戻ることができたと安心し，家族の心労——日々続く不安やストレス——を理解していないことが往々にしてある。この本人と家族の温度差をどのように埋めていくかについても，今後家族支援グループを運営していく上で重要な課題であると感じている。

2．家族役割に配慮したグループ分け

　表3は，家族支援グループの概要である。
　同様な性犯罪事件であってもその受け止め方や反応の仕方は，家族の構成員に

表3 性犯罪加害者家族支援グループの概要

頻度	・毎月第一土曜日　10：30〜12：00（SFG 妻の会） ・毎月第二・四土曜日　10：30〜12：00（SFG 母親の会） ・毎月第三土曜日　16：30〜18：00（SFG 父親の会）
時間	・90分（グループ終了後希望者は個別カウンセリング）
参加費	・1,000円（初回は無料）
場所	・クリニックデイケアルーム
対象	・夫の性依存症の問題に困っている妻 ・子どもの性非行の問題に困っている家族
スタッフ	・精神科医1名／看護師2名／精神保健福祉士3名
プログラム	・教育プログラム／グループセッション／ミーティングなど

より多種多様である。家族支援は，最初，父親と母親を同一グループで構成していたが，現在は，表3のように女性（母親／妻）と男性（父親）にグループを分けている。その理由として下記の4点が挙げられる（斉藤ら，2012）。

1)「性犯罪」の捉え方に性差があるため，同一グループであると集団の凝集性が低くなる。つまり，父親の捉え方は性的嗜癖行動に対してどこか共感的なところがありながらも行動化してはいけないだろうという考え方であり，母親はどうしてそんなひどいことをしたのかというように全く拒否的な捉え方をしており，同じ性的問題行動でも性差により捉え方が異なる。

2) 父親は，母親が同席していると，自らの性意識を言語化することに強い抵抗を覚え，発言を躊躇し無言のまま帰ることが多い。

3) 家庭内の何らかの問題が，当事者の性的嗜癖行動と深く関わっている場合，父親と母親が同じ場所にいては両者とも正直に話すことができない。

4) 父親は，息子の回復のためには父親自身の回復が必要である（自分自身が変わる）ということを認めることが難しい。従って，同一グループでは母親の変化についていけず父親がドロップアウトする割合が高くなっていた。

以上のような事情から，父親と母親の混在グループワークを中止し，別々のグループでの運営方法に切り替えた。その後の経過をみると，徐々に父親グループの定着率が上がり，現在では毎回10名以上の長期参加者が増えてきた。母親グ

ループは，毎回参加者が15名を超え3年以上通っている「先行く仲間」といわれる家族もグループ内での存在感が際立ってきた。立ち上げて5年以上が経過し，家族支援グループとしての安定感が出てきたように感じる。

Ⅵ　コミュニティへの再統合支援

　多くの性犯罪者は一生刑務所で生活するわけではない。また，刑務所内で再犯は起きない。従って，筆者らは性犯罪者の包括的な地域トリートメントの重要性を感じこの問題に取り組んできた。一方で，性犯罪者はその問題の悪質さから刑務所内でも社会からも排除されやすい存在である。出所後も，一生そのことを抱えて生きていくことがまさに「性加害行為に責任をとる」ということではあるが，社会の中で更生していくために社会への再統合支援は必要である。

　性犯罪者に対する社会への再統合支援の例に，カナダのCoSA（Circle of Support and Accountability：責任と支援のサークル）やイギリスのCircle UKがある。これは，刑務所からコミュニティに戻った性犯罪者に対し，元性犯罪者を含むボランティアグループが支援を提供することで社会への再統合を促し，同時に性犯罪者自身のリスク管理能力を高めることを期待する活動である。ボランティアスタッフは実務家に監督されるシステムで，警察・保護観察所・専門機関と密接に連携し性犯罪者へのサポート・さまざまなアドバイス・ガイダンスを提供する一方，彼らも自分の行動に責任を持つことが要求される。現在，カナダ全土で120以上のサークルが再犯リスクの高い満期出所者を受け入れている。出所者1人に対し研修を受けた4～7人のボランティアスタッフが集い，サークルを結成し実務家たちと連携し，彼らの更生を支えている（読売新聞大阪本社社会部，2013）。

　性犯罪者の中には，自分には生きる価値がないと自暴自棄になり再犯に至るものも少なくない。支援活動の中では，それぞれの生育歴や性的嗜癖行動のパターンも把握した上で再犯の兆候がないか目を光らせ，責任ある社会人として自覚を促す。彼らを社会から排除するだけではかえって再犯リスクは高まる。孤独は再発のトリガーになりやすい。性犯罪者のコミュニティへの再統合の基礎にある考え方は，孤独にさせない体制が彼らの心に最も響く支援であるとい

う理念の下，実施されている。

　榎本クリニックでは，精神科デイナイトケア（9:00 〜 19:00 のスケジュール枠内に，専門的な治療プログラム・薬物療法・食事の提供・金銭管理・訪問看護などを含む）という支援システムを利用して，多くの自立困難な性依存症者を受け入れ生活支援を含めた再教育・コミュニティへの再統合支援を行っている。わが国では，まだ受け皿としての専門機関は少ないが今後も地道な活動を継続していきたい。

Ⅶ　おわりに

　性的嗜癖行動に対する治療的アプローチは，それを肯定することではなく，あくまで対象行為の再発防止にある。しかし，日本では矯正施設内処遇と社会内処遇との間の連携の未整備や，他の諸外国のように法による強制治療制度がないためDVを含め加害者治療は根付きにくい。そのような中で，筆者らは試行錯誤を繰り返しながら治療プログラムの運営を継続してきた。

　今後この取り組みが，性的嗜癖行動における包括的な地域トリートメントのあり方についての有用な研究資料となれば幸いである。

文　献

朝比奈牧子（2007）性加害者処遇アプローチ―ポスト・リラプス・プリベンション・モデル．アディクションと家族，24，199-205．
深間内文彦（2010）性嗜好障害に対する薬物治療．現代のエスプリ，521，128-134．
Giddens A（1995）親密性の変容―近代社会におけるセクシュアリティ，愛情，エロティシズム．（松尾精文・松川昭子訳）而立書房．
小林美佳（2008）性犯罪被害にあうということ．朝日新聞出版．
Marlatt GA, Donovan DM（2005）Relapse Prevention : Maintenance strategies in the treatment of addictive behaviors（2nd ed）. Guilford Press.
斉藤章佳・弦間和男・西牟禮京子ほか（2012）性犯罪者における地域トリートメント―性犯罪加害者家族支援グループ（SFG）のアンケート調査を中心に．性とこころ，4，102-112．
斉藤章佳・深間内文彦（2012）反復する強迫的性行動（非接触型）に対する地域における治療．精神科治療学，27，745-750．
読売新聞大阪本社社会部（2013）性犯罪報道―いま見つめるべき現実．中公文庫．

性犯罪と裁判員裁判

「市民感覚」が性犯罪問題をめぐる議論で果たす役割

―― 平山　真理（白鴎大学法学部）

I　はじめに

　性犯罪問題に関して日本社会は寛容だと批判されることが多い。わが国は児童ポルノの主要な生産国であると批判されることも多い。児童ポルノについては，その単純所持も禁止することを盛りこんだ「児童ポルノに係る行為等の処罰及び児童の保護等に関する法律の改正案」が2014年6月5日に衆院で可決し，今後そのように改正される見通しであるが（2014年6月時点），この動きは先進国の中では最も遅いものであった。また都市部の満員電車のちかん問題は海外においてさえ悪名高く知れ渡っている。性犯罪に対するわが国の法定刑，量刑ともに軽い，という批判もよく聞く。

　一方，性犯罪被害者に対してはどうだろうか。性犯罪被害者の多くは直接の被害だけでなく，周りの人々や社会に対する「恥」の意識によっても苦しめられることが多い。また社会が被害者にこのような意識を（故意的ではないとしても）押し付けていることも否定できない。この傾向はわが国においてはとくに強いように思われる。そしてこのプレッシャーは性犯罪被害者をして被害届を出したり，誰かに――専門家に限らず――助けを求めることを著しく難しくしている。また，性犯罪被害者支援の遅れを指摘する声も少なくない。

　こう考えると，日本社会は性犯罪には比較的寛容であるように思えるのに，一方で被害者は往々にしていわれのない非難を受ける。この現象は奇妙な矛盾のよ

うにも思えるが，実際には完ぺきな相関関係にあるのであろう。

　そして何よりも大きな問題は，性犯罪の加害者対策にしても被害者支援にしてもこれまでは充分な議論がなされてこなかったという点である。しかしこの点には変化が見られつつある。この背景には 2009 年 5 月 21 日より導入された裁判員制度の存在が大きい。すなわち，裁判員裁判においては他の犯罪に比べてもとくに性犯罪事件において量刑に厳罰化傾向が見られ，また加害者の更生や被害者の支援にも市民である裁判員の関心が高まっているように思われる。

　本稿では性犯罪事件が裁判員裁判で審理される際（以下，性犯罪裁判員裁判）の課題をさまざまな点から分析し，この新制度の導入がわが国における性犯罪問題を考えるうえでどのようなインパクトを与え得るのか，を考察することを目的とする。

II　裁判員制度における性犯罪事件の位置付け
──すべての性犯罪が対象になるわけではない

　性犯罪裁判員裁判には裁判員制度そのものが抱える課題──量刑の変化，被害者支援，裁判員の負担，裁判員の属性と判決の関係，被告人の更生──が凝縮されて現れているように思われる。これらについては以下で論じて行きたい。

　ところで性犯罪と言っても当然その罪種も内容もいろいろである。そして性犯罪事件のすべてが裁判員裁判の対象になるわけではない。「裁判の参加する刑事裁判に関する法律」（以下，裁判員法という）2 条 1 項は裁判員制度が対象とする犯罪を規定している。

　裁判員制度の対象となるのは，①法定刑に死刑又は無期懲役を含む場合，或いは②故意の犯罪行為により被害者が死亡した場合，である。このうち性犯罪について見てみると，裁判員裁判の対象になる性犯罪は強盗強姦，強姦致死傷，強制わいせつ致死傷罪，ということになる。つまり，強姦，集団強姦，強制わいせつは裁判員裁判の対象にならないし，わが国の悪名高い犯罪であるちかん（迷惑防止条例違反として処罰されることが多い）も裁判員裁判では裁かれない。

　裁判員制度開始から 2013 年 1 月 31 日までに全国の地検で起訴された対象事件

は全部で6449件であったが，これは同年における地裁刑事通常第一審事件全体の約2.5％〜3％程度に過ぎない。このうち性犯罪事件について見てみると，強姦致死傷事件457件，強制わいせつ致死傷383件，強盗強姦299件，集団強姦致死傷38件であり，裁判員制度対象事件全体のうち約18.25％を占める。つまり，裁判員制度の対象となるのは刑事事件全体のうち，ごく一部であるが，そのうち約2割が性犯罪事件であり，決してマイナーな位置づけではないことが分かる。

Ⅲ　性犯罪裁判員裁判では厳罰化が見られるのか？

　戦前の一時期に陪審裁判が実施されていたことを除けば，刑事裁判の審理に市民が参加することは画期的な変化であり，当然裁判員制度にはさまざまな関心が社会から向けられている。その中でも大きな関心は「制度導入により，厳罰化したか否か？」であると言えるのではないか。裁判員制度導入後多くの罪種において，量刑の幅が若干広がった，と評価することは可能である。しかし一部の例外を除いては，量刑の大きな変化は見られない。この例外は，「二極化」というかたちで見られる。している。「軽くなった」方の極は家族内の殺人（未遂）事件である。「重くなった」方の極には間違いなく性犯罪が挙げられる。

　最高裁の「裁判員制度の運用に関する有識者懇談会」第12回時配布資料（以下，「配布資料」）は，制度施行後2011年3月末日までの量刑について，裁判官のみによる裁判（以下，裁判官裁判）と裁判員裁判の判決を比較している。「配布資料」によると，強姦致傷事件の実刑のピークは裁判官裁判においては「3年を超え，5年以下」であるのに対し，裁判員裁判では「5年を超え，7年以下」である。また，強制わいせつ致傷事件についても実刑のピークが裁判官裁判では「3年以下」であるのに対し，裁判員裁判では「5年を超え，7年以下」である。

　ところで，筆者は厳罰化を図る別の方法として，制度開始後2年間に行われた性犯罪裁判員裁判205件（以下，性犯罪裁判員裁判205件）について「判決／求刑」の割合（％）を用いて考察してみた。性犯罪裁判員裁判205件について被告人の数は213人であったが，このうち実刑判決が出たのは177人であった。そのうち，2人の被告人については無期懲役を求刑され懲役30年の判決が出たが，

これは「判決／求刑」の％で表せないので，175 人について論じる。この 175 人全体についての「判決／求刑」は 82.89％である。これを強姦致傷事件に限定すると（205 件中 84 件）85.08％，また強盗強姦事件に限定すると（205 件中 40 件）85.95％とその値はさらに高くなる。裁判員裁判全体についての「判決／求刑」の値は 78.35％（但し 2010 年 1 月末までの値。同時期の性犯罪裁判員裁判全体の同値は 86.79％）であるから，性犯罪は他の犯罪に比べ，求刑に比して厳しい判決が下されていると言える。

IV 性犯罪加害者と裁判員裁判
──単なる厳罰化か？ 新たな刑事政策のきっかけとなるか？

　量刑の厳罰化は，より長期の受刑生活を意味する。この傾向は加害者にとっては大きな問題である。例えば，ある集団強姦致傷事件の裁判員裁判では，求刑 7 年に対して求刑通りの判決が下されたが（東京地立川判 2010 年 3 月 17 日），この裁判の控訴審で弁護人は，性犯罪裁判では国民の公平な判断が期待できない，と主張した。これに対して東京高裁は，むしろ国民の健全な社会常識が刑事裁判に反映されるという裁判員制度の趣旨に沿うものだとして，控訴を棄却した（東京高判 2010 年 8 月 30 日）。ところで，この弁護人の主張に明らかなように，「市民の目線」が加わった結果，性犯罪事件においては被告人側は厳罰化という重圧と直面しなければならない。

　性犯罪に対するこれまでの量刑が軽過ぎたということも確かであろう。その意味では「厳罰化」と言うよりも，性犯罪の量刑が「適正化」したのだという評価もあるかもしれない。しかし，性犯罪者をより長期間施設収容させることのみでは解決策にはならない。2007 年 6 月 1 日より「刑事収容施設及び被収容者の処遇に関する法律」が施行され，性犯罪受刑者に対しては「性犯罪者処遇プログラム」の受講が義務化されることにはなった。しかし刑が長期化すれば，そのプログラムを刑期中のどの時点で受けさせるのか，最初と終わりで行うのか，或いは刑期中ずっと継続して行うのか等は充分に議論されているのだろうか。2013 年 6 月に国会で成立した改正刑法により新設される「刑の一部執行猶予」も 3 年以下

の懲役・禁錮に対するものであり，性犯罪者の多くはこの対象に入らない。また，2006年からは性犯罪を犯して保護観察付執行猶予になった者，仮釈放者に対し保護観察の遵守事項として「性犯罪者処遇プログラム」の受講が組み込まれているが，多くのケースではその期間は短すぎる。受刑期間中に，また保護観察中の性犯罪者処遇プログラムを充実させる一方で，どのように彼らを社会に再統合し，それによって再犯を防ぐか，という視点が重要である。

　では，裁判員はどの程度加害者の「更生」に関心を持っているのであろうか。評議についての多くの情報は守秘義務に該当し（単なる感想を除く），またこの守秘義務は判決後も一生続く（裁判員法108条）。従って，裁判員経験者へのインタビューでは個々の事件の評議について具体的に聞くこともできない。このことは裁判員の経験を社会が共有化することを阻むだけでなく，制度についての検証を事実上不可能なものとしており，大きな問題である。

　ところで，読売新聞が裁判員経験者に対して行った次のような興味深いアンケートがある（2010年5月発表）。裁判員経験者（連絡先の判明した341人に依頼し，252人が回答）に対し，判決を振り返って現在の大きな関心事は何かを聞いたところ（3つまで回答），「被告人の更生」(60%)，「自分たちの出した判決が正しかったか否か」(35%)，「被害者（遺族）の感情」(30%)，「自分たちの出した判決に対して控訴が行われるか，その場合の高裁の判断」(25%)，という結果であった。市民が大きな影響を受けるであろうと予想されてきた「被害者感情」を選択した者の倍の者が「被告人の更生」に関心がある，というのは（少なくとも筆者にとっては）驚きであった。しかし「更生」という言葉は定義付けが難しく，この言葉に抱く期待は人によって違うことにも注意が必要である。つまり，出所後の性犯罪者を徹底的に追尾，監視して再犯を犯させなくすることのみを考える人もいるであろうし，一方で，「隣人」として性犯罪者をどう受け入れていくか，という観点を重要だと考える人もいるであろう。

　性犯罪者の徹底した監視，という意味では，アメリカのニュージャージー州で1994年に発生した，性犯罪歴のある30代の男性が7歳の少女を殺害した事件（メーガン事件）をきっかけに制定され，その後各州に拡がった，通称「メーガン法」

が有名である。メーガン法のもとでは，再犯の危険性が最も高いと分類される性犯罪者群の名前や住所等の情報はインターネットで一般公開される。

わが国でも2004年11月に奈良県で発生した7歳の少女の誘拐殺害事件（奈良事件）の犯人が過去に二回の性犯罪の前歴があることが判明したことを直接のきっかけとして，刑務所や保護観察所において性犯罪者処遇プログラムが実施されるようになった。また，13歳未満の被害者に対し暴力的な性犯罪を犯した者が刑務所から出所した後一定期間，警察がその居住地を確認する制度も2005年6月より採用された。

メーガン事件と奈良事件は多くの共通点があるが，大きな違いはわが国では事件後メーガン法と同種の法律は制定されなかったし，また何よりそのような法律を必要とする社会の声もそれほどは大きくなかった，という点である。うえで述べたように，警察が出所後の性犯罪者の居住地を定期的にチェックする制度は開始されたものの，それはまさに「性犯罪者情報の把握は警察に任せていればいい」と多くの国民が考えていることの裏返しでもあるようであった。

一方，裁判員制度が開始し，刑事政策に国民が果たす役割はより分かりやすいかたちで拡大している。また，上述のように「被告人の更生」に関心を抱いている裁判員は多いようである。このような背景を考えると，裁判員制度は性犯罪者の徹底した追尾や監視を可能とする「日本版メーガン法」の土台を作りつつあるのかもしれない。

現に大阪府では2012年10月1日より「子どもの安全を保護する条例」が施行されている。この条例のもとでは，18歳未満の子どもに対する性犯罪を犯し刑事施設に収容された者が出所後5年以内に大阪府内に居住する場合，その者に住所の届け出義務を課す。一方，これらの対象者に対し，府は社会復帰支援を行う責務を負う。

出所後も性依存症や性的な葛藤を抱える性犯罪者に対し適切な監視を行うことは重要である。しかし監視し，追尾するだけでは，その者を地域社会に住みにくくさせ，孤立させ，サポートを受けにくい状態に追い込むことになり，性犯罪に限らず，他の犯罪の再犯につながってしまうかもしれない。人々は自分の地域

住む性犯罪者とどう接して行くか，どのように受け入れるのか，という問題を考えることが求められる。

裁判員が「被告人の更生」に高い関心を抱いているのだとしたら，まさに裁判員裁判はその問題を考える場になることが期待される。地域社会の中で性犯罪者やその家族にサポートを提供し，再犯防止を目指す，榎本クリニックの斉藤章佳氏らが実践する「地域トリートメント」はその意味でも重要である。このような取り組みが被告人の具体的な更生計画として，被告人側から裁判員裁判において提出されることで，裁判員裁判がまさに「啓蒙の場」として機能することが期待される。

裁判員の考える「被告人の更生」とは何を意味するか，評議の中でどのような議論を引き出させせるべく，それにつなげたどのような資料を提出するか，というのは弁護人にとって重要な課題となろう。

V 性犯罪裁判員裁判と被害者

性犯罪裁判員裁判では量刑が厳罰化していることはうえで述べた。多くの被害者は加害者に対し厳罰を望むであろうから，この点は被害者にとって歓迎すべきことかもしれない。「市民の目線」が入ることで性犯罪に対する新しい量刑基準が形成されていくのであれば，被害者の多くはこのことを歓迎するであろう。

6歳の娘が強制わいせつ致傷の被害にあった父親は裁判で被害者参加を希望し，裁判員と裁判官に対して次のように訴えかけた。「裁判員制度は性犯罪に対して新しい（量刑）の基準を作る機会です」。この訴えには自分たちの辛い心情が"裁判官には十分に理解されてこなかったが，裁判員には分かってもらえるだろう"という被害者（家族）の期待が見てとれる。この父親が陳述で要求した刑罰は「懲役10年」であった。一方検察官は7年を求刑し，判決は「懲役6年」であった（2010年3月2日東京地判）。この父親がこの量刑をどのように評価したかは不明である。「裁判員にさえも分かってもらえなかった」と落胆しているかもしれない。或いは「（仲間である）市民が真剣に自分の声に耳を傾けてくれた」と評価しているかもしれない。性犯罪裁判に限らず，被害者が裁判員制度をどのよ

うに評価しているかについての研究は非常に少ない。裁判への市民参加制度の導入の是非が司法制度改革において議論された90年代後半の時点では予定されていなかった「被害者参加制度」が裁判員制度より約半年早く開始され（2008年12月1日より），両制度の対象事件は大部分が重なっている（裁判員法2条1項，刑事訴訟法316条の33）ことを考えると，被害者の裁判員裁判の評価についても研究が進められるべきである。

しかし，一方で性犯罪被害者は裁判員裁判で大きな負担を感じている。裁判員裁判では被害者が証人として，或いは被害者参加人として，被害体験の辛い話を裁判官だけでなく裁判員の前で話さなければならない。裁判員は場合によっては被害者の知人や隣人かもしれない。また，裁判員や補充裁判員には守秘義務が課されるが，裁判員候補者として選任手続に呼ばれた人々（1事件について50～100人の裁判員候補者が呼ばれる）には守秘義務はない。

被害者の懸念に応えるため，最高裁は性犯罪裁判員裁判の場合，検察を通じて被害者に先に裁判員候補者名を開示し，被害者の知り合いや生活圏の重なる候補者がいれば，候補者選任手続にその人々を呼び出さない，とする方針を各地裁に通知した。また，選任手続では被害者の名前や住所は明かさず，大まかな居住地域，性別，年代を知らせるに留め，裁判員候補者に対しメモをとったり，口外しないように裁判所が注意を促す方法が取られている。

また，公判手続においても，検察官や弁護人が被害者について言及するときには「Aさん」「事件番号1」などと呼び，調書の中で被害者の名前や住所が書かれた部分は裁判員に黙読してもらう，という方針がとられている。

2009年9月に大分市内で起きた強姦致傷事件の被害者は，裁判員裁判の対象ではない「強姦」事件として立件してほしいと望み，警察も被害者の意思を尊重して強姦事件として送検した。一方検察はこれを認めず，強姦致傷事件として起訴したので，結局裁判員裁判となった。この事件では検察の求刑12年に対し，12年の懲役刑が言い渡された（大分地判2011年10月6日）。検察としては満足のいく結果となったかもしれない。しかし被害者は大きな負担を感じたであろう。

量刑は厳罰化しているが，さらに大きな負担が課せられる。性犯罪被害者にとっ

て裁判員裁判はまさに，相反する思いを抱かせるものであろう。

VI 性犯罪を裁判員裁判の対象とすることの是非
――課題は多い，しかし期待したい

　裁判員制度はその施行から3年後に見直しが予定されていたため，2009年9月に11名の委員による「裁判員制度に関する検討会」（以下，検討会）が設けられた。この検討会のメンバーは法曹三者，有識者，学者，マスコミ等であり，2013年6月に「『裁判員制度に関する検討会』取りまとめ報告書」（以下，「報告書」）を発表した。検討会では性犯罪をこのまま対象事件とするのかについても議論としてとりあげられた。この点について，「報告書」6頁では，性犯罪を一律に除外することを支持する"積極意見は見られなかった"としている。筆者も性犯罪を裁判員制度の対象から外すべきではない，と考える。裁判員制度が導入される以前からも裁判において2次被害を受ける被害者は少なくなかった。被害者が無理を押して証言したとしても，多くの場合は被害者や市民感覚からみて「軽いと言わざるを得ない」判決しか得られてこなかったのである。裁判員裁判では，被害者に従来の裁判よりさらに重い負担が課されることを考慮して，さまざまな被害者配慮が進められている。これらのことが性犯罪事件裁判（裁判員裁判となっても裁判官のみによる裁判となっても）における被害者への配慮をボトムアップにつながることを期待したい。いま，性犯罪を裁判員裁判の対象から外してしまうと，社会がやっと性犯罪被害の置かれた状況の深刻さとこれに対する支援の重要性，また加害者の更生をどう考えるかという問題を真剣に論じ始めたのに，その梯子を外してしまうことにはならないか，と筆者は懸念する。

VII おわりに

　以上，性犯罪裁判員裁判におけるさまざまな課題をみてきた。「報告書」において提案された検討事項をみる限りでは，裁判員制度が大きく見直されることはないと思われ，従って性犯罪事件もこれからも制度の対象となるであろう。すでに述べたように，性犯罪事件においては裁判員制度の課題が凝縮して現れてい

ると言える。しかしそこにおける議論はわが国においてとくに対応が遅れてきた課題——性犯罪被害者に対する支援や性犯罪者の更生をいかに充実させていくか——に社会が真剣に向き合わざるを得ない，スタート・ポイントになることをつよく望みたい。

文献

原田國男（2011）裁判員裁判の新しい量刑傾向．裁判員裁判と量刑法．成文堂．
平井佐和子(2010)性暴力犯罪と裁判員裁判—2009年の事例から．西南学院大学法学論集, 42(3・4)．
平山真理（2012）ジェンダーと裁判員制度—性犯罪裁判員裁判をめぐる課題．（ジェンダー法学会編）講座ジェンダーと法　第3巻　暴力からの解放．日本加除出版，pp.107-122.
平山真理（2013）裁判員制度の影響，課題，展望—制度施行後2年間の性犯罪裁判員裁判の検討を通じて問う．法社会学，第79号．
小橋るり（2010）性犯罪事件弁護の情状．法学セミナー，672号．
小橋るり（2011）全員が女性裁判員のもとで性犯罪の被告人を弁護した事例（大阪地判平22.3.25）．刑事弁護，No.66.
裁判員制度に関する検討会（2013）『裁判員制度に関する検討会』とりまとめ報告書．http://www.moj.go.jp/content/000112006.pdf（last visited 10/01/2013）
斉藤章佳（2012）性犯罪者における地域トリートメント．季刊刑事弁護，No.70.

性犯罪事件における情状弁護

加害者の反省悔悟について

――小橋　るり（葉月法律事務所）

I　はじめに

　ここで取り上げる2つの刑事事件は，強盗強姦既遂被告事件である。いずれも裁判員裁判事件であり，一般市民6名（補助裁判員2名を入れると8名）の裁判員と裁判官3名の法廷で審理された。弁護人は，私と男性弁護士と2人体制（各事件で異なる男性弁護士）で担当した。強盗強姦罪（刑法241条）は，「強盗が女子を強姦したときは，無期又は7年以上の懲役に処する」とあり，被害者は女性に限られている。

　加害者ら（以下，「被告人ら」という）に直接多数回接見し，彼らと具体的に話をした中で見えてきた最大の課題，それは，被告人らの真摯な反省・悔悟をどうすれば引き出せるのかであり，そもそも引き出せる科学的ないし実証的な方法論があるのかであった。被害女性の性的自由の侵害は，その侵襲性の甚大さにおいて深刻である。だからこそ，まずは，被告人らは，事実行ったことについては，その深刻さを分かった上で反省し悔悟しなければならない。また，二度と被告人らは同じような罪を犯してはならない。では，どうすれば被告人らは更生するのか，また更生できるのか。このようなことを考え続けた弁護人らのプロセスである。

Ⅱ 強盗強姦既遂被告事件のケース

1. 事件概要

　被告人A（男性，23歳，建設業）は，深夜2時頃，人通りのない路上でX女にナイフを突きつけた（第一現場）。そこでAはX女から金を盗ろうと考えた。X女はAのナイフ突きつけ行為に脅えて，すぐにお金を出した。その後Aは第一現場からX女と一緒に移動し強制わいせつ行為をしたうえ（第二現場），さらに第二現場を移動して（第三現場），X女の意思に反して性行為をしようとした。X女の被害者調書およびAの姦淫行為既遂を認めたいわゆる自白調書に基づき，本件は強盗強姦既遂罪として2009年9月に起訴された。

2. 捜査段階の弁護活動

　Aに接見に行き，捜査機関の筋書き，すなわち強盗強姦既遂の事実につきA本人に一つ一つ確認していったところ，Aは最初から本件についていくつかを除いて認めており，本件が重大な刑事事件で実刑が確実であることも十分に認識していた。初回接見時から，Aは反省の弁および後悔の言葉を述べていた。捜査官らもAに無理やりに自白を取るなどせずに淡々と捜査をすすめているようであった。

　ところで，長期間にわたり身体拘束がされて「囚われの身」になった被告人らの状況で一番気をつけないといけないこと，それは，被告人が捜査機関に迎合的になるということである。捜査機関に迎合的になる結果として捜査機関側にとって都合のいい供述，すなわち自白調書が生まれる。このことにつき，Aに説明をし，警鐘を発していた。捜査段階では，Aは姦淫行為も既遂であると弁護人らに述べていた。しかし，後に，Aは姦淫行為は未遂であったと弁護人らに述べ，そこを裁判で争う結果となった。

　なぜ，いったんした姦淫既遂に関する自白を翻したのか，と聞けば，X女が既遂といい，Aが未遂という部分でX女が公判廷で証人尋問に晒される，それが自分としては耐え難いということであった。公判廷でのこの点に関する尋問の要

は，膣内に陰茎が挿入されたのかに関して，弁護人と検察官からの尋問を受ける，そういうX女の証人尋問を避けるためだというのであった。弁護人らはその当時，Aがそのような考えで，姦淫の既遂につき自白しているとは想像できなかった。

Aには「被疑者ノート」を差し入れて，毎日の取調で何を聞かれ，どう答えたのか，また現在の心境等につき筆記するよう指導した。

また，X女に対する被害弁償をするという方針になったので，捜査機関にX女との接触をするために必要な情報の提供を申し出ていた。捜査機関は，弁護人らが被害者X女との接触をすることにつき消極的であったが，担当検察官を通じて，X女の住所を教えてもらい，弁護人との面談希望を書面で伝えた。X女からはなかなか返答がもらえなかった。

20日間あまりの捜査段階で，Aに一番考えてほしかったのは，まずは被害者が受けた被害を認識することだと弁護人として伝えた。Aは「判りました，良く考えます」と述べていた。

3. 起訴——公判前整理手続
1）争点

起訴後，裁判員裁判事件である本件は，公判前整理手続を6回することになった。公判前整理手続とは，公判廷において，何が争点なのか，その争点につき，裁判員と裁判官が評議を経て判決をするために必要な証拠は何かを裁判官と弁護人と検察官らが打合せをする手続である。6回の公判前整理手続が終わったのが2010年2月初旬であった。そして裁判員裁判期日は2010年3月下旬の連続3日間と決まった。

争点は大きく4つであった。第一は第一現場から第三現場までの間でAはX女に何回ナイフを突きつけたのか，第二は，姦淫前のX女に対するAの脅迫態様の悪質性，第三は，姦淫行為は未遂か既遂か，第四はAの真摯な反省および悔悟の有無と程度である。

2）証拠の厳選

捜査機関が作成した膨大な書類から前述の争点に必要十分な書証が何かを厳選

する。裁判所は裁判員裁判では，法廷における直接証拠，すなわち証人に語らせることができるものは書証ではなく証人にきてもらって公判廷で証言してもらうという方針を強くもっている。そのため，捜査機関が作成した膨大な書面は，「統合捜査報告書」という形で検察官立証に沿ったものとしてまとめ直される。

　弁護人側も同じで，Aの反省文やX女に宛てたお詫びの手紙，そしてAが身体拘束されている間ずっと書き続けていたノート全ての提出については立証に必要なものを厳選することを裁判所から指示されていた。

　裁判所の考えは，反省や悔悟という立証命題ならば，反省文一つとお詫びの手紙だけでもいいのではないか，ましてや3カ月以上も書き綴られたノートの各ページ内容など重複しているから果たして必要なのか，ということである。弁護人としては，この裁判所のいう証拠の厳選については十分に理解をしていることを述べたうえで，重複立証（同じ内容のものが形式だけ異なって出てくること）に当たらないとして，Aの真摯な反省を示すものとして，Aが3カ月と19日間ほぼ毎日書き綴った大学ノートの提出は必要である旨強調した。それは，まさにAが長期間の身体拘束中に考え続けたことにより初めて出てきたと思われる反省という心情内容の変遷そのものを「事実」として立証したいということであった。裁判所もこの点につき理解を示し，但し，その大学ノートの全てを出すのではなく，出し方を工夫するようにということで落ち着いた。そこで，日付に沿って綴られたノート全部の中から反省内容の変遷がたどれる程度に抜粋をし，書証として顕出することにした。

3）ケースセオリー

　弁護人は裁判員裁判事件において，特に市民である裁判員に本件事件を「公正に」「なんの偏見もなく」みてもらい，法廷で出てきた証拠だけで判断するべきであることを理解してもらうため，争点とは別の「ケースセオリー」というものを考える。簡単に言えば，検察官が描いている物語と犯人像にある意味対抗する弁護人側の物語と人物像の提出である。刑事裁判は，証拠によってのみ「事実」が確定され，刑が決まる。この「事実」とは何かにつき，本件のように，Aがいわゆる犯人であることは間違いなく（人違いではないという意味），そして何より，

「強姦」とイメージそのものからくる犯人像に対する一般的なネガティヴな先入観を一旦は払拭してもらう必要が弁護人側にはある。

　本件での争点は前述の4つであるが，このケースセオリーを考えるときは，次の3つの事実に着目して，弁護人側の物語と被告人の人物像を明らかにし，公判廷における主張と立証の組み立てをした。一つは，姦淫行為は既遂ではなく未遂であること，二つ目に本件は検察官がいうような計画的な犯行ではなく突発的なものであったこと，三つ目には，性犯罪被害を起こしたことを十分に理解した上で，Aは反省・悔悟し，示談も成立したということ，であった。この中で，弁護人として一番慎重かつ重要視したのは，「Aの真摯な反省・悔悟」という点であった。女性の性的自由を姦淫行為という手段で犯すこの罪が，いかに被害者女性の心身を侵襲したかを考え抜かなければ刑事裁判によって刑罰を受ける意味がAにはない，そのことが最も問題であると弁護人として確信していたからである。

4. 公判
1）裁判員選任手続き

　本件事件が性犯罪事件なので，裁判員選任手続きにおいて女性裁判員割合をなるべく少なくするかどうかの是非につきもう一人の男性弁護士と何度も何度も議論した。実刑確実な事案ゆえに，その量刑（実刑の長さ）もまた「公平に」判断されなければならない。直観的に，女性裁判員は強姦事件につき被告人に厳しい判断をするもの，だから女性裁判員割合を少なくするべきというものであった。しかし，「果たしてそうであろうか」と何度も何度も疑問が湧き上がる。刑事事件を比較的多く手掛けているベテラン弁護士からの意見聴取，性犯罪被害に関するジェンダー関連の書物等可及的に判断のための資料を探った。にもかかわらず，なかなか結論は出なかった。

　被害の重大性を考えた時，弁護人ら2人が同程度に納得して，心底の指針をもって裁判員の選任をしなければだめだ，それほどこの事件は深刻であり「借物」の力では裁判員にAの人物像やケースセオリーで弁護人らが伝えたいことは絶対に伝わらないと確信していた。そして，私たち弁護人ら2名の意見は，裁判員選

任手続当日の午前2時くらいにようやく一致をみた。結論は、女性裁判員をことさらに排除しない方針をとるということであった。理由は、女性でも男子の母であれば母親の観点が入りその観点からの刑罰に対する判断をする可能性があり、また男性でも新婚間もない方や娘さんがいる父親であれば女性被害者に対するシンパシーと被告人に対する脅威や憎悪、嫌悪を持つ可能性があり、要は性差と性犯罪被害に対する処罰感情の関係性は実証されていないと結論づけたからであった。

選任手続の結果、補助裁判員2名と裁判員6名の全員が女性となった。裁判所内で裁判員選任手続き結果を聞いた瞬間、さすがに全員女性になるとまでは予想していなかったので、正直絶句した。しかし、仮に全員女性でも弁護人らとしては、性差と性犯罪被害に対する処罰感情の関係性につき実証されていないという確信に到達していたために、頭はすぐに切り替えることができた。

ちなみに、本件事件の裁判官と裁判員の構成は、裁判長が男性で右陪席裁判官が男性、左陪席裁判官が女性、裁判員が全員女性という9名中、7名が女性という構成であった。

2) 争点

4つの争点のうち、ここでは、姦淫行為が未遂か既遂かという点および被告人Aの真摯な反省・悔悟の点について述べる。

①まず、姦淫行為は未遂だったという弁護人らの主張と立証について述べる。X女の調書は、強姦既遂内容として作成されている。X女の記憶では「既遂」なのである。刑事弁護の立証として、こういった被告人の記憶や供述と被害者の記憶や供述が食い違う場合に、被害者の調書を不同意にすれば、その調書は裁判官や裁判員の目にふれることはない。それは伝聞法則から証拠能力が排除されるからである。そして、替わりに本人が裁判員裁判の公判廷の場に出てきて、その本人の記憶内容の確からしさを検察官、弁護人が尋問して答えてもらい、その記憶内容の「信用性」を吟味する。弁護人らは、X女の調書を不同意にして、X女が公判廷に出廷し、弁護人らの反対尋問に晒されることじたいがいわゆるセカンドレイプに該当する危険があるので避けたいという心情と、被告人のために、重要

な争点だからこそ，被害者本人の記憶の確からしさを弾劾せざるを得ないというジレンマに悩んだ。本件では，結局のところ，Ｘ女の調書については，公判廷提出は可であるが，内容における信用性を争うといういわば「妥協策」を取った。そしてＡの自白調書は不同意にし，争点立証につき被告人質問で行うことにした。Ｘ女の被害者調書は，本来であれば法廷で検察官が朗読するところを，Ｘ女に対する性犯罪加害行為が生々しく露見しないように，スクリーンに犯行現場やその他の写真等が映し出されないようにし，かつ，裁判官，裁判員らが調書を黙読するという方法が取られた。

「未遂」についての弁護人らの立証は，ＡとＸ女の身長差，両者のその当時の身体の接着度合と向き，Ａのいう動作の有無や体勢，DNA鑑定結果等から事細かにＸ女のいう「陰茎が膣内に挿入された」という部分を弾劾した。事案の性質上具体的に記載することが適切とは思えないのでこの程度でとどまらざるを得ないが，弁護人らがなぜＡがいう「未遂」という主張につき確信をもっているのかについてまるでその場が見えるような一つ一つの事実を積み上げる立証を行った。

②強姦部分が未遂であったとしても，Ｘ女の意思に反してＸ女の性的自由を奪ったことは相当に重くてしかるべきである。そしてその重さをＡ自身が充分にできるだけ認識した上でのＡの反省・悔悟がなければならない。

反省するということはどういうことなのか，弁護人らはＡにそれをどう自覚してもらうのかにつき最初から悩んでいた。Ａは反省やお詫びの言葉を当初から弁護人らに述べていたので，Ａなりの反省・悔悟があることは確実であった。しかし，「このまま公判廷でＡがこの言葉を述べても，真剣に反省しているということは裁判員や裁判官には伝わらない」というレベルであり感触をもっていた。公判廷が開始するまでに被害者と面談して，Ａの反省の弁を直接に伝えたい，伝えねばならないということも課題であった。性犯罪被害者との面談に，慎重すぎるということはない。司法関係者の質問や態度が被害者女性に新たな傷をつけることはままあり，それが「セカンドレイプ」と言われている。弁護人としては，Ｘ女に面談できたとしてもそれは１回だけでありその時にはできうる限りの被害

弁償金をもって面談したいと考えていた。そして，Aには，率直に私の感想を述べた。「貴方が最初から申し訳ないと言っていることは私も十分に承知しているが，謝罪文にしてもこうして話をしていても，伝わってこない。とおりいっぺんである。貴方なりに真剣だと思うが，伝わらない。その理由を今必死で探している。貴方もまずは，X女さんがこの件で貴方から何をされて何を失ったのか考え抜いてほしい」と告げた。そして先述のとおり，とにかく毎日毎日，この事件のことを考えて反省してもらおうということになり，大学ノートを差し入れたのであった。そしてAは弁護人らの言葉を受け止め，毎日毎日その大学ノートに反省の気持ちを綴った。その期間は3カ月と19日ほどであった。

　いよいよAに対する被告人質問の準備をする段になって，その大学ノートを宅下げ（身体拘束場所の拘置所から弁護人が物を授受すること）して内容を吟味した。最初の1カ月が経過した頃から反省の言葉の内容に変化が現れていた。最初は「申し訳ない」という言葉が書かれているだけであった。しかしその謝罪の言葉を毎日毎日繰り返し書き綴っている自分自身について客観的に自分を見つめる時期が訪れていた。そして，拘置所にいてX女に対し何もできない自分に対し，Aは絶望と焦燥に打ちひしがれていた。ノートに書き綴って2カ月になろうかというとき，Aは拘置所にいてX女に対するお詫びの気持ちを表す何かできることはないかと考え始めるようになった。そして，その後Aが行ったこと，それはX女のために謝罪と犯したことによって受けた傷が少しでも軽くなりますようにと「祈り」をささげるという行動に出たのであった。この記述までノートを読み進めた私たち弁護人らは，ようやくA自身が，オリジナルなそして真摯な反省・悔悟に到達したと実感した。

　さらにAは，なぜ本件を起こしてしまったのかについて初めて自分自身の過去や家族関係を見つめ，それを書き始めていた。このようなプロセスこそがA自身の借物でない，自分自身が到達した反省・悔悟であると弁護人らは認識したのであった。

　そして，それがいかに真剣な反省なのかという程度の問題も公判廷でAに語らせたかった。性犯罪被害者の受けた心身への侵襲により，どれほどの苦しみを

負ったのか，被害者になりえない男性であるAが真摯に反省・悔悟などできるのかにつき弁護人らはさらに悩んでいた。他者の痛みや悲しみ，取り返しのつかなさを知るには，人生経験や疑似体験，想像力，共感する力，愛情表現等，それまでどう生きてきたのかが密接に関係する。Aの人物像としては，彼は若くまた家庭環境としてモデルになるような父や兄等がおらず，むしろ家族の中でAの稼ぎがあてにされ，長兄として頼られているという生活を10年弱続けていた。Aには性犯罪被害者の「痛み」（という表現しか思いつかない）を知るには拙すぎる。だが，少しでもそれを知ってもらわないといけないと考えた挙句，ある書籍を読んでもらうことにした。それは「性犯罪被害にあうということ」（小林美佳著朝日新聞出版）である。Aはこの本を読み，被害者が失ったものを初めて実感できたようであった。公判廷質問で弁護人が，「X女さんは何を失ったと思いますか」という問いに答え，「人間性そのものを失いました」とAは応えた。そして，Aは，「被害者の家族の方も被害者と同様に苦しんでいることを知った。その家族の苦しみを見て被害者がさらに苦しみを感じていることが分かりました」と悶えて泣きながら応えた。弁護人らが，Aが真剣に反省し悔悟の念をもつことができたと確信した一瞬であった。

3）情状証人の確保——加害者の家族

　本件は裁判員が全員女性であることで世間に注目された。そのような公判廷に，A側の情状証人として出廷することは相当の覚悟がいる。弁護人らはそれでも，Aが刑を務めて出所した後に帰る家があり，待っている人がいることを立証したかった。何よりもA自身のために，反省し悔悟し二度とこのようなことを犯さないと誓って刑を務めてほしかったからだ。

　情状証人として，Aの母と婚約者が立ってくれた。検察官からのこの2人に対する反対尋問のありようはすさまじいものであったが，2人は最期までAが刑を務めて出てきたら監督監護し更生を助けると証言した。

4）示談の成立

　X女は，Aの母親がなけなしの家計からかき集めた少額で示談に応じてくれた。低廉な金額での示談申出につき，身が切られるような思いをして弁護人としてそ

の場に臨んだ。X女は早くこのことを忘れたいということとAの更生を期待するという言葉が入った示談書にサインをくれた。X女が示談してくれたことをAに告げたとき，Aは拘置所内の房で激しく泣いた。

5. 論告・弁論

検察官の求刑は，私たちの予想を超えた13年の懲役であった。そうなるとどんなに軽くても実刑としては11年くらいになる。弁護人らは，この事件は「既遂」ではなく「未遂」であることおよびA本人が真摯に反省していることそしてX女との間で示談が成立していることを中心にした最終弁論をした。こうして公判での主張と立証活動が終了し，裁判員と裁判官の評議をもって判決言渡しを待つだけとなった。

6. 判決

評議じたいが翌日にもちこされ，判決は裁判員裁判期日の最終日午後4時と指定された。結果は，懲役7年6月，未決拘留日数中120日算入（すでに拘束されたものとみなして，言渡し懲役期間から差し引かれる日数のこと）であった。争点で争った「未遂」は容れられなかった判決内容であったが，後で振り返ったとき，真摯な反省や示談の主張が容れられての量刑判断であったと認識した。

Ⅲ　10件を超える強盗強姦罪事件のケース

事件概要も公判廷での訴訟活動内容も紙幅の関係および事件の性質上割愛する。被害者の数は，立件されただけで13件（人）であるが，この手の事件でよくあるように，その暗数は多数であると思われる。被告人Bは，準強姦という手段で女性を姦淫していくのであるが，暴力や脅迫ではなく，女性に薬等を飲ませて反抗できないような状態にしていることで，弁護人の認識からすれば，いわゆる「社会的規範」を乗り越えていることをしているという意識がB自身希薄であったという感触をもった。その被害者の数の多さに驚き，到底何をしてもそれら被害者らに対し，慰藉することができないといういわば絶望的な事件であった。

Bの人物像は，いわゆるよき父でありよき夫であり，妻との関係は良好であった。妻は夫がそのような行為を繰り返ししていたことを弁護人である私が告げた時に，敵意ある目で，「絶対に信じられない」と怒り，絶叫していた。犯行を重ねていた期間と強姦回数，手口から世間の注目を集め，求刑も無期懲役は免れない性質のものであった。

　被告人Bは無期懲役になった場合，残された家族のことを心配していた。そして，本件ではBの希望でもあり弁護人らの方針でもあったが，事実関係の委細な部分も争うことになった。この裁判員裁判は，連続して3週間の公判廷が開かれ，判決言渡しまで入れると約1カ月の期間を要した。

　Bは最期まで被害者らの被害について具体的に思いを致すことができなかっただろうと弁護人として感じた。その理由は，あまりにも被害者の数が多くまたBの人格や癖につき弁護人らの想像の域を越えていたことが原因と考える。

Ⅳ　性的依存症という視座

　2つのケースの被告人AとBは人物像として全く異なっている。しかし，共通点が2つある。一つ目は，彼らのよく知っている人に対しては「とても優しくて頼もしい，良い男性」ということである。二つ目は，AもBも性行為がとても好きであり日常的に行う回数も多いということであり，いわゆる相手は素人しか選ばないという点である。私が被告人に，「なぜその性衝動が起こったときにいわゆる遊んでもいいところにいかないのか」等という質問に答えて，曰く「……，汚れているような気がするから」との返答に言葉を失った覚えがある。この事件の後，ずっと，あれは何だったのだろうと考え続けることになった私は，性的依存症という言葉があることを知ることになる。

　薬物，アルコール等中毒や依存症は治療的アプローチがある程度確立されている。刑事事件でもその医療的アプローチの正当性と相当性を説き，公判廷で情状弁護の一つとして，刑務所における刑罰よりも（ないしは，と同時に）矯正施設内での医療的処遇を弁論できるようになっている。他方，性的依存症についてのそれは心理学的分析や医療的アプローチ等についてもまだまだ未知の分野であ

る。しかし，性的依存症の存在じたいに今後は着目する必要があると考える。

V おわりに

　刑事事件は被害者の被害を刑罰という形で贖う手続でありその正当性は今後も継続されるし，懲役刑という刑罰は維持されよう。しかし，矯正施設内において，その犯罪の原因が加害者の依存症にあり，その彼らの依存症に対する医療的アプローチがなされず，また軽視されるとすれば，いずれは社会に復帰する加害者らにとっては，根本的なところでの矯正ができていないことになる。また社会にとっても脅威が払底されないままである。懲役というその加害者の身体の自由を奪うという形でのみの矯正方法には，限界がある。

性犯罪(裁判員)裁判における
司法サポートプログラムの果たす役割

——斉藤　章佳（御徒町榎本クリニック）

I　はじめに

　2009年5月21日から始まった裁判員裁判制度は，多くの国民の支持もあり徐々にではあるがその認知度は高まってきた。また，最高裁は2012年5月に裁判員裁判で言い渡された判決の傾向などをまとめ，公表した。性犯罪に対して厳罰で臨む「市民感覚」が改めて浮き彫りとなる一方，審理の難しさがより鮮明になった。

　最高裁によると，制度施行から2012年3月末までに，裁判員裁判で判決を受けた被告は3,685人で，罪名別では強盗致傷が862人で最も多く，次いで殺人834人，覚せい剤取締法違反337人，現住建造物等放火335人と続いた。また，最高裁は主要8犯罪を対象に，最近4年間の裁判官だけの裁判と，裁判員裁判の量刑の分布も比較した。その結果，性犯罪では厳しい量刑傾向が目立った。強姦致傷の場合，裁判官だけの裁判では5年を超える懲役刑を言い渡した割合が53.8%だったのに対し，裁判員裁判では76.3%。強制わいせつ致傷では3年を超える懲役刑が裁判官で33.1%，裁判員は45.0%だった。殺人や放火では大差はなかった。

　本稿では，性犯罪裁判員裁判において厳罰化がみられる中で，榎本クリニックが実践している「性犯罪者の地域トリートメント」において，司法サポートプログラムや再発防止プログラム（SAG：Sexual Addiction Group-meeting：性犯罪および性依存症グループミーティング）が果たす役割について検討し，実際に（裁

判員）裁判に協力したケースについて報告したい。

II　榎本クリニックにおける「性犯罪者の地域トリートメント」

　榎本クリニックの具体的な治療プログラムは通称 SAG といい，依存症治療に最も効果的といわれているリラプスプリベンションモデルと呼ばれる治療モデルを採用している。それは対象行為につながる引き金の特定とそれを踏まえたリスクの自己管理を中心とする再発防止に重点を置いた治療モデルのことをいう。それを基礎にした認知行動療法を主としつつ，さらに必要に応じて抗うつ薬の一種である SSRI や抗精神薬を中心とした対象者の人権に配慮した薬物療法を行っている。

　加えて当院では，現在性犯罪で刑務所等の矯正施設に入所している受刑者と文通や，外部の当事者団体である性依存症者の自助グループ（SCA：Sexual Compulsives Anonymous）からメッセンジャー（先行く仲間）を派遣してもらい，プログラムに協力してもらっている。

1. 当院の治療プログラムの内容と目的

　①自分が強迫的性行動に出るに至るまでのプロセス（引き金→思考→渇望→行動化）を知ること。
　②自分の認知の歪みに気づくこと（この意味については後述します）。
　③行動変容。
　④加害者感情と被害者感情について知ること。
　⑤自分なりの問題解決スキルを獲得すること。
　⑥リスクマネジメントプラン（以下 RMP）を作成すること，の6つから構成されている。

　RMP とは，性的嗜癖行動を再発させないための再犯防止計画のことである。①〜⑤の認知行動療法中心の心理教育で学んだことを踏まえて，本人の手で，RMP を作成する。当院では，対象者にこの RMP を1カ月に1度更新させ，毎月第1火曜日に SAG 治療参加者全員の前で発表させ他の治療参加者や当院スタッ

性犯罪（裁判員）裁判における司法サポートプログラムの果たす役割　147

※平成○年○月○日更新　　　　　　　（名前：　　　　　）実施日：平成　年　月　日

≪ リスクマネジメントプラン作成用紙：(　　)回目 ≫ 対象行為：

☆ このリスクマネジメントプラン（RMP）は、強迫的性行動を再発させないための重要な計画です。
☆ 治療の3本柱を取り入れ、1か月に一度更新しより洗練された計画にしていきましょう。
☆ 依存症の回復にとって重要なことは、回復に責任を持つことと、回復に積極的になることです。

【強迫的性行動がまだ生じてない段階】

【なりたい自分（回復のイメージ：Lv=レベル）】
・Lv①：
・Lv②：
・Lv③：

【なりたい自分になるための具体的方法】
・①
・②
・③

【慢性トリガー（状態を悪化させる引き金）】
①人：
②場所：
③時間：
④状況：
⑤感情（生理反応）：

【それへのコーピング（対処方法①〜⑤）】

【再発のリスクが徐々に高まってくる段階】

【警告のサイン（危険に気付くサイン：Lv=レベル）】
・Lv①：
・Lv②：
・Lv③：

【コーピング（危険な状態から脱する方法）】
・①
・②
・③

【急性トリガー（対象行為に直結する3つの条件）】
条件①：
条件②：
条件③：

【それぞれへのコーピング（対処方法）】

【緊急時のコーピング（対象行為を直前で食い止める強力な介入方法）】
・
・
・

【行動化（再発：リラプス）】 → 再犯（スリップ）

フからフィードバックをもらうことで次第に精密な内容にしていく。参考までに実際にプログラムで使用しているRMPのひな型を掲載する。

また，当院のプログラムは上記④と関連し「性加害行為について責任をとる」という視点を重視している。当院では，プログラム対象者に対して，数多くの被害者の方にどのようにして責任を取り続ける姿勢を持って生きていくのかを探求させることも治療内容の一環として行っている。具体的には，治療場面で自らの言動を被害者が聞いたらどのように感じるかについて常に意識させるなど，つまり被害者というフィルターを通して物事を考える習慣を身につけさせる訓練を行うことにより，再犯防止を図ることも行っている。

なお，当院のSAG治療への参加はもっぱら裁判のためだけに利用される危険があることから，当院のSAG参加者には治療グループ導入前に裁判終了後も最低3年間はSAGに参加し可能な限り治療に専念する旨の誓約書をとっている。この誓約書を関係者・家族と共有し治療継続の動機づけの一つとして活用している。

2. 榎本クリニックで使用している誓約書

①自己の成長および回復のため，裁判終了後も継続的にSAGプログラムに参加し，最低3年間はグループワーク，個別の面談，医師の診察等を通じ，可能な限り治療に専念致します。

②自己の成長および回復のため,可能な限りデイナイトケアに継続的に参加し,治療に専念致します。また，薬物療法に関しても医師の指示があった場合必ず服用します。

③自己の成長および回復のため，裁判終了後も継続的に医師の診察を受け，生活，就労，家族状況，その他，治療に関連する重要な事実を報告致します。

④医師の診察は指示に従って受診致します。その際，できうる限り家族，親族並びにその他関連機関も同席し，その援助と理解の上で継続的な治療に専念致します。

⑤上記の内容を自らの意思で遵守し，医療機関，家族並びにその他関連機関と

方向性を共有した上で，自己の治療と回復に専念致します。

①〜⑤に同意できるものに直筆のサインをもらいこれを関係者でコピーして共有する。もちろん，同意することを拒否する場合治療導入は見合わせることになる。この導入前の治療契約を明確にすることで飛躍的に参加者の定着率は上がった。

3. 性犯罪加害者家族支援グループ

性犯罪および性依存症の治療には，家族の協力を得られることが重要である。当事者自身の症状を家族にオープンに話し，家族と問題を共有することで家族の存在が性的嗜癖行動の再発の抑止へとつながる。実際，多くの性依存症者は自らの性的嗜癖行動の問題を相談できず，対象行為に至っている。逆に言うと，性的な問題が共有できる人間が周囲にいること自体が彼らの問題行動再発のストッパーになる。

なお，当院では性犯罪加害者家族支援（SFG：Sexual Addiction Family Group-Meeting）を行っており，これにより家族の支援も行える体制にある。当事者が自分の症状を家族にオープンに話をして問題を共有することができるということは，それ自体が再発防止への1つの有効な手段であると考えている。

Ⅲ 司法サポートプログラム（LSP：Legal Support Program）

次に，平成23年4月からスタートした性犯罪の問題に特化した「司法サポートプログラム（以下LSP）」について，紹介したい。LSPは，薬物依存症回復施設であるDARCの「司法サポート」をモデルにしており，繰り返す性犯罪で逮捕された対象者に対して，日本で初めての体系化された刑事手続きの段階から介入する治療教育的アプローチである（図1）。

1. 司法サポートプログラム（LSP）の役割

裁判員裁判の中で，LSPが果たす役割として，大きく以下の4点があげられる。
1）拘留中の面会（弁護人帯同）

図1

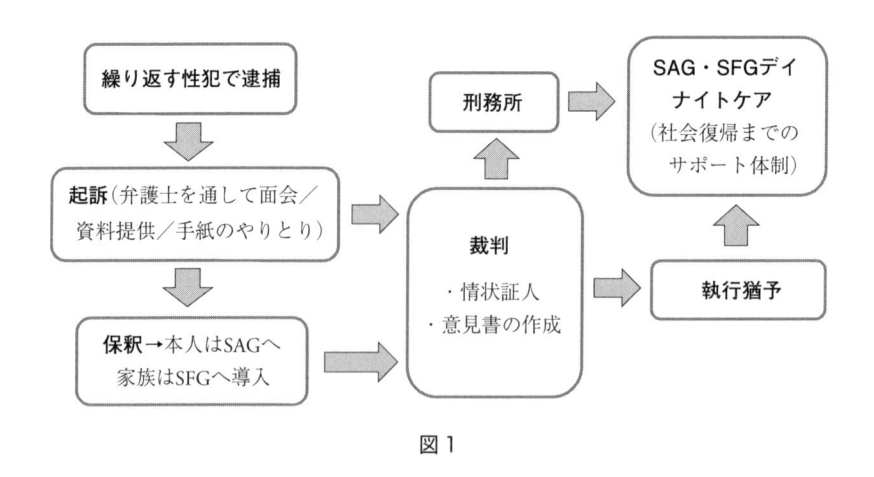

　LSPのスタートは，担当弁護士からの電話相談から始まる。電話でのヒアリングの中で対象者の事件内容について確認し，また過去の犯罪歴や生活歴，治療を受けるモチベーションなど総合的に判断し面会の日程調整となる。また，事前に担当弁護士への教育的アプローチも重要である。当院では，この問題への啓発活動のために定期的に「性犯罪者の地域トリートメント」というテーマでのシリーズ化した講演会を開催している。毎回100名近い参加者があり，この効果もあってか首都圏では当院の取り組みに関して周知されるようになってきた。

　通常裁判までに，2～3回面会し対象者や家族からも現在までのエピソードを収集する。その中で，治療における3本柱の説明や治療プログラムの内容など情報提供を行う。また，面会の中でRMPの作成を行ってもらい，それをもとに筆者が再犯防止に向けた内容になっているか確認し適宜アドバイスを行う。このRMP作成作業を繰り返し対象者の行動分析を深めていく。また，彼らの変化を説明するためにRMPを裁判で証拠として採用されるケースもある。

2) 裁判への出廷や意見書の作成

　弁護人の依頼から裁判への出廷や意見書の作成もLSPのひとつである。情状証人としての出廷でも意見書の作成でも，その内容に関して大枠は以下の通りである。

- はじめに：LSP の解説。
- 証人の自己紹介：所属，資格，SAG プログラムのスタッフ体制。
- 性依存症について：嗜癖モデルの解説
- 被告人の治療可能性について：RMP を通してその変化を報告する。
- 家族の協力の必要性について：性犯罪加害者家族支援の取り組みについて紹介。
- 最後に：当院のプログラムが目指しているところ。

3) 裁判員にわかりやすく性依存症概念を説明する

　国民の代表として裁判員に選ばれた方々は，依存症関連用語についてやその周辺知識が乏しい方がほとんどである。情状証人の役割として，対象者の治療可能性を示すことと同時に治療内容や性依存症概念の説明がある。また，裁判員からの質問として出所後の治療プログラムの内容や費用，また薬物療法の有効性など被告人の更生に関する質問が多い。

　例えば，性依存症概念の説明としては以下のように解説することが多い。

　『依存症とは，一般に反復性・衝動性・強迫性・貪欲性・有害性・自我親和性（好んでその行為を行っていること）・行動のエスカレーション（コントロール喪失）という 7 つの特徴を兼ね備えたもののことをいう。さらに，行為中の高揚感・自己喪失・生活時間の一時停止・行為後の後悔・行為中断後の行為再開への渇望という特徴も兼ね備えている。

　以上のような例を参考にすると，性依存症は反復的な性的逸脱行動に耽溺した状態を指す。それは，痴漢やレイプ，わいせつ行為，のぞき，盗撮，露出，小児性愛（児童買春）など条例や法に違反するものだけではない。強迫的（自分の意思では抑制困難な）な自慰行為やサイバーセックスへの耽溺，風俗店通いがとまらないなど，法に触れない行為もある。大きく分けると，①被害者が存在し犯罪化するタイプと，②被害者はいないが，性的嗜癖行動を自分でコントロールできないため，結果的に本人の社会生活が破綻してしまうというタイプの 2 つである。

　性的逸脱行動を繰り返す人の多くは，行為後に深い後悔の念や反省の意を示していながらも，行為をやめるどころか繰り返してしまい，さらにエスカレートさ

せてしまう。このような点から，性依存症を嗜癖モデルで捉えているが，それは自己反省や刑罰だけでは再発防止を図ることが難しいために，行動修正のための適切な治療が必要と考えている。』

　以上のような説明も含め，被告人の反復する性的嗜癖行動についての理解を促す。

4) 加害者臨床の特殊性

　性犯罪者および性依存症者の多くには認知の歪みや，女性観の歪みが認められる。実際には被害者は怖くて凍りついていたにもかかわらず，被害者が性的な接触を望んでいたのだと認識している加害者や「女なら男性の性欲を受け入れて当然である」というように，強迫的性行動の継続をするための，本人にとって都合のよい価値観としての認知の歪み（性差別）が存在する。こうした認知の歪みに対する治療は，彼らに常に自らの振る舞いが被害者にどのように映るかを意識させることにより，自己の行動を客観視させるという方法で実施している。

　「加害者にとっての最大限の謝罪は，被害者にとっては最小限の謝罪にすぎない」ということを彼らに実感させることが，つまり性加害行為に責任をとるという視点が治療の軸となっている。被害者は，刑を終えた後も性犯罪被害に苦しみ，後遺症（PTSDなど）に一生悩み続ける方も多くいる。自分が行った性加害行為の責任をとるということは，このような被害者の方の一生の苦しみに対してどう責任をとって生きていくかということを意味する。

　ここでこの問題を考える際のヒントとして，私が加害者臨床で重視している視点を示したい。この視点は，特にこの問題に携わる弁護人や被告人，その家族にも裁判前にお伝えする。

　まず一つ目は『従来の臨床では「自分の行動や症状に対して責任を取る」という範囲にとどまっていたが，加害者臨床では「他者の行動や症状に対して責任をとる」という点を重視する。しかもこの責任性は，人権侵害，すなわち「人格的な生存を破壊させてしまいかねないほどの，決定的苦痛を与えた」という，究極の責任性であることを前提としたものでなければならない』ということである。

　二つ目は『加害者の加害行為の克服は，被害者の回復を促進する方向で進めら

れるため従来の臨床とは異なる方針を数多く持つ。加害者は被害者とは非対等であり，問題解決のための負担を被害者に求めない方針をとる』ということである。

　この二つの視点をヒントに「加害行為に責任をとる」とはどういうことかを振り返ってもらう。「もし自分の大切な人（妻，娘など）が，同じような性犯罪被害にあったとしたらあなたはどのように感じますか？」。

　この質問は，被害者の痛みに実感が持てない対象者に必ずする質問である。そして，その質問も含め「性加害行為に責任をとる」という終わりのない取り組みを，裁判の刑が確定後も継続的な治療プログラムの中で深めていく。裁判での判決は，この問題の終結ではなく判決がスタートラインである。

Ⅳ　事例報告

- 症例：A氏（30代）
- 対象行為：電車内での繰り返す痴漢行為（強制わいせつ及び迷惑防止条例違反）
- 成育歴：A市にて生まれ，同胞3子の長男として成育する。両親ともに教員で厳格な家庭で育った。本人は，「家でも親は先生をやっていた」と言っており心が休まる場所がなかった。小学3年時に，親が教師をやっているということで目の敵にされいじめにあったが，その後は目立った問題なく経過する。

　思春期の頃，アイドルのグラビアポスターを自室に張っていたら知らない間に父親に捨てられた。その後も，性的なニュアンスを連想させるものは教育に悪いということで父に全て捨てられたということ。マスターベーションもこの頃から，父親に禁止されるようになるが，隠れて中学校のトイレや自宅のトイレで行っていた。中学3年の時，自宅トイレでマスターベーションをしていたところ，長時間トイレに籠っていたため父親に見つかってしまい激しく叱責された。

　高校に進学し，電車通学になると痴漢行為を行うようになる。また，痴漢行為後駅のトイレでマスターベーションをするということを繰り返していた。大学1年時，電車内の痴漢行為が発覚し学校側にも知られてしまい退学となる。その後の，犯罪歴は以下のとおりである。

- 平成 X 年：迷惑防止条例違反で逮捕。同年，簡易裁判所にて罰金 30 万円，電車内で女性のお尻を触った痴漢事件。
- 平成 X 年 + 3 年：強制わいせつで逮捕。同年地裁にて懲役 1 年の判決が確定し，同日から刑務所にて服役。翌年仮釈放となる。仕事の帰宅途中，路上を歩いている大学生の女性にいきなり抱きつき胸を触った。
- 平成 X 年 + 6 年：迷惑防止条例違反で逮捕。同年地裁懲役 1 年 6 カ月の判決が確定し刑務所にて服役。電車内で女性のお尻を触った痴漢事件。
- 平成 X 年 + 9 年：迷惑防止条例違反で逮捕。同年地裁懲役 1 年の判決が確定し刑務所にて服役。電車内で女性のお尻を触った痴漢事件。刑務所内では，性犯罪者処遇プログラム受講する。
- 今回の事件は，平成 X 年 + 11 年：強制わいせつで逮捕。電車の進行中の電車内において，乗客の被害者に対し同人の背後から身体を密着させ，右手を同人のスカート内に差し入れパンツの中からその臀部および陰部を触るとともに，その右ももを直接触り，さらに股間を同人の臀部に押しつけるなどした痴漢事件。前記④の件で釈放後，本件逮捕までの間に同様の痴漢行為を反復している。

　このように非常に常習性が高く刑務所内で性犯罪再犯防止プログラムを受講しているにも関わらず，出所後の継続した治療的介入もなくすぐに再犯に至っている。このような経過を見て担当弁護人は，今までと同じようなアプローチでは，例え実刑になって再び矯正施設内で性犯罪者処遇プログラムを受講したとしても出所後再犯をするリスクは高いと判断し，LSP の依頼をしてきた。
　対象者とは，3 回の面会を重ね当院の治療の説明，性依存症概念の解説をし，RMP の作成作業を中心に面会を進めていった。面会での指導や変化の様子については以下のとおりである。

1）3 回作成した RMP について総合的なアドバイス
　性犯罪者の地域トリートメントにおいて最も重要視されるのはコーピング（ハイリスク状況にどのように対処するか）である。治療は「コーピングに始まりコー

ピングに終わる」といっても過言ではない。これに関して，同氏のRMPは回を重ねるごとに認知的コーピングよりも行動的コーピングが増えてきており，具体的で踏み込んだ内容が記載されている。このことからもわかるようにコーピングの選択肢と行動的コーピングが増えたことが，最も変化した点であり効果がみられる。

2) 警告のサインについて

警告のサインは，急性トリガーに至る前のもっとも重要なポイントである。この段階で，警告のサインに気付いてリスクを回避できることが再犯防止の鍵になる。警告のサインには，周囲からの孤立・他人に嘘をつく・他の人からの助けや協力を拒否するなどさまざまある。同氏も，自慰行為が増えるや，痴漢行為をファンタジーするなど具体的にあげている。2回目の面会の中では，より警告のサインについて認識を深めるために，セルフモニタリングの結果どんな思考，感情，行動がサインになるか再検討し裁判までに考えおくように課題を与えた。

3) 第三者の介入についての検討

コーピングの内容により客観性と妥当性を持たせるために，第三者の介入を入れるようアドバイスした。具体的にはキーパーソンを決め，その人物と同氏の介入ポイント（警告のサイン）やRMPを共有しキーパーソンがハイリスク状況に気付けるための取り組みである。同氏はキーパーソンに，母親や古くからの友人をあげていた。これを4回目のRMPにはしっかりと反映させておりより洗練されたものが作成できたと感じている。

現在のところは順調に経過しているため，あとはこのRMPを実生活で実践し「効果のあるものは残していき，効果のないものは消去する」作業を反復し，より完成度の高い内容に仕上げていく作業を治療プログラムの中で実践していく必要がある。いずれにしても，この再発防止の取り組みは矯正施設内処遇の中だけで完結するものではなく，実践を続けることに意味がある。それとともに「被害者がこのRMPを見たときにどれぐらい納得できる内容になっているか」を常に完成度の基準にし，これからも性依存症からの回復に真摯に取り組んでいってもらいたい。

このように，面会を通して被告人がこの問題に向き合っていけるような動機づけを高め，また自己の犯行サイクルの把握，状況リスクの特定，引き金やコーピングスキルについて学ぶことで少しでも自身の問題を見つめることができ，再犯防止のためのLSPとして機能していくことがこのプログラムを提供する理由である。

V おわりに

このように，LSPが裁判員裁判の中で果たす役割は多岐にわたる。そしてこの取り組みは，被告人の刑を軽くするためのものではなく連続的かつ継続性のある地域トリートメントにつなげていくためのソーシャルワークである。自戒を込めて，医療機関に身を置くスタッフとして「過剰な病理化は被告人の行為責任を隠蔽する機能を持っている」ということを常に意識し，自らのポジショナリティへの問いかけを忘れないようにしたい。

最後に，裁判員経験者の関心は「被告人の更生」にもっとも大きく目が向けられているとするアンケート結果がある（2010年5月，読売新聞より）。そして多くの専門家が，性犯罪者対策は矯正施設内処遇と社会内処遇の橋渡しや連携に最も重点を置く必要があると感じている。榎本クリニックでは，そのような要望にこたえる中で少しでもこのプログラムによって当事者や性犯罪加害者家族が治療につながり，結果的に女性や子どもを性被害から守るためのものになっていくことを願い，この取り組みを地道にそして根気よく継続していきたい。

文 献

藤岡淳子（2006）性暴力の理解と治療教育．誠心書房．
小林美佳（2009）性犯罪被害にあうということ．朝日新聞出版．
日本経済新聞 http://www.nikkei.com/article/DGXNASDG1402R_U2A510C1CR8000/
小田晋ほか（2006）脳と犯罪／性犯罪．新書館．
斉藤章佳ほか（2007）精神科専門外来における性犯罪及び性依存症グループの取り組み第1報．アディクションと家族，第24巻1号．
斉藤章佳ほか（2008）精神科専門外来における性犯罪及び性依存症グループの取り組み第2報．

アディクションと家族, 第 25 巻 1 号.
作田明（2006）性犯罪の心理. 河出書房新社.
主藤順也ほか（2008）青年性犯罪者による類型化の試み. 第 55 回日本矯正医学会総会口頭発表による.
安田美弥子ほか（2003）現代のエスプリ, 434, 6-7. 至文堂.

性依存症と性の発達

──安田　美弥子（東都医療大学）

I　性依存症とは

　性依存症についての定義はまだすべての人に認められてはいないが，ここでは「アルコール依存や薬物依存，ギャンブル依存と並ぶ代表的な依存症である」と考える。また「性的な行動に対する嗜癖であり，依存する対象は相手のある性交渉だけでなく自慰行為やポルノへの過度な耽溺および収集，脅迫的な買売春，乱交，痴漢，露出や覗き行為，性的いたずら電話，インターネットを介したアダルトチャットなどすべての性的な活動」とする。

II　性依存症の治療

　性依存症を治療の対象とすることもまだ一般的にはなっていないが，先進的に取り組んでいるクリニックでは，デイケアや通院で薬物治療，精神療法とともにグループセラピー（再発予防のための認知行動療法やリスクマネジメントプラン作成療法［自分の問題行動を見詰め，仲間やスタッフとともにリスクを避ける方法を考える］，グループミーティングなど）が行われている。

　私はスタッフ，メンバー（患者）の同意の上でグループセラピーを見学し，1年の間をおいて約3カ月ずつ合わせて約半年間グループミーティングに参加させていただき性依存症者の話を聞いた。ミーティングは仕事帰りにも参加できるように夜間に行われ，週に1回1時間のセッションであった。参加者数は一定していないが1グループ10数名から20数名（2グループ同時開催）と非常に多かった。また個別に同意の得られた方には研究室に足を運んでいただき個別の面接も行った。

Ⅲ 出会った性依存症者

　今回，出会った性依存症者の問題行動は圧倒的に痴漢が多かった。次いで盗撮，下着泥棒，覗き，小児性愛，路上での強制わいせつ，レイプ，過度の自慰行為やアダルトチャット，風俗嬢との過度の交際と借金などであった。単独ではなくいくつかが合併（?）している者も少なくなかった。問題行動として痴漢が多いのは，痴漢が犯罪とされ，迷惑行為防止条例や強制わいせつ罪などで逮捕されるようになったことによる。警察に逮捕され，最初は説諭で返され，次に再逮捕されても，被害者との示談が成立すると釈放される。それでも痴漢行為がやまず3度目に逮捕されると立件され，裁判所に送られ，同時に弁護士がつくようになる。弁護士に助言され，裁判に有利になると思って治療を始めるケースが非常に多く，自ら回復を求めて治療に臨むケースは少なかった。しかしながら，自分の問題行動だけでなく生き方や，対人関係などの問題に気付き数年にわたってミーティングに通い続けている例も認められた。ミーティングに通っているメンバーの年齢は10代後半から60歳代まであらゆる年齢層で，職業は問題行動が表ざたになり退職を余儀なくされ，無職になっているものが多いが，学生から，公務員，銀行員，会社員，医師など多岐に渡っていた。学歴は在学中も含めて大学卒が多かった。既婚者も少なくなく，子どものいるケースも少なくはなかった。知的障害などがあり，ミーティングにつながらないケースも存在しており，デイケアで別のメニューが提供されている。

Ⅳ ミーティングで語られたことの印象

1. 罪悪感の薄さ

　ミーティングで語られたことで一番，印象に残ったのは逮捕されたとき迷惑をかけたり，示談に際して援助してくれた両親や妻子に対しての罪の意識が強いことと，それに反して問題行動そのものに対する罪の意識の少ないことと，被害者に対する罪悪感の薄いことであった。「被害者様に償いをしなければ……」とは言うが，示談金を払えば終わり，刑期が決まれば終わり的な印象があった。スピー

ド違反で捕まったドライバーが罰金を払えばそれで終わり，むしろ「運が悪かった」と感じているのと変わらない印象であった。極端な例では「相手も楽しんでいた」，「相手に嫌がられてはいない。痴漢行為の後，個人的に付き合うようになった」などの発言も聞かれた。痴漢の被害にあった女子学生が「恐ろしくて身動きできなかった」，「それ以来，男性不信に陥ってしまった」，「加害者に似た男性を見ると恐ろしくて震えが出てしまう」，「夜眠れなくなった」などと涙ながらに語っていたのとあまりに落差が大きかった。女性が恐ろしさですくんでしまったのを受け入れられている，喜んでいると認知しているようであった。

2. 問題行動の出現の早さ

　ミーティングの中や個別面接の時に自発的に語られたことだし，多くの例ではないので，一般化はできないが，「中学生のころからしばしば痴漢をしていた」とか，「幼稚園の頃好きな女の先生がいて，女性トイレの水に手をつけた」，「小学1年生の時に隣の席の女の子の下着の中に手を入れた」，「小学3年生の時，銭湯の勝手口を覗いた」，「小学校3年の時，隣の女の子に前（性器）やお尻を見せていた」，「小学生の高学年時から女の子のブルーマーを盗んだ」，などの発言があり，問題行動が非常に早い時期から生じていた。

3. 女性蔑視

　痴漢行為や盗撮などの対象は女性であればだれでもいいのだから，もともと個別の女性に対する敬意などないのかもしれない。「好みの女性はある」とはいうが，外見（スカートが短い，足を開いている，おとなしそう，かわいいなど）で対象を選んでいる。犯行がばれないように「騒ぎ立てそうもない，おとなしそうな女性」を選んでいるようだった。「女は3歩下がって当然」，「男はハーレムのように何人もの女性を持つのが理想」などと話した例もあった。「女性は女中みたいな存在，世話をする存在」ともいう。「女性は私の性欲に応じて当然である」という意識がほの見える発言もあったし，「女性に人格があるとは思わなかった」と語った例には非常に驚かされた。

盗撮の問題行動を持った例は「裏の部分を知っているという支配感がある」という。好意を寄せている女性に対しても「隠されたところを知りたいと盗撮した」という。ネットの出会い系サイトで中学生や高校生とコンタクトをとり，小児性愛の問題行動を持つケースは「女性との関係で，常に優位にいたい。束縛されたくない」，「若い女の子を買春でなく，口説いてその気にさせるのが刺激」という。

問題行動の背景には女性蔑視，あるいは男性中心主義的思考が存在していた。

4. 自己評価が低い

一方で自己評価の低い例が多かった。「昔から，自分に自信がなかった」，「怒らせたくないので，自己主張ができない。相手に合わせてしまう」，また「自分には弱い者いじめの傾向がある，上司に不当なことを指摘されても黙っていて，弱い人や動物を虐待することで憂さを晴らしていた」という。仲間と飲んで，二次回，三次会となった時に「お金がないと言えずにカードローンに手を出した，借金のストレスを払うのがヘルスに行くことだった」，「自分に自信がなく，女の子がつきあってくれるはずがない」などの発言が多かった。

5. 共感性の欠如

治療にあたっているスタッフの性依存症者への印象は「コンプレックスまみれの人が多い」，「友達になりたいと思えない」であった。私の印象も「幸せそうな人はいない」というものだった。彼らは痴漢行為の時に被害者がどのように感じているかなど考えてもいないようだった。「ネットで見たポルノの映像のように女性は感じている」と考えているようだった。「映像は作りものかもしれないとは思っても他を知らない」のである。もともと親しい友人が少なく，女性とはごく表面的な会話しかしたことがない人が多い。「他人の気持ちを理解することが欠落している」と述べたケースは同時に「周囲の人の気持ちが理解できるようになりたい」とも語っていた。

6. 問題行動とストレス

　問題行動はストレスが重なると生じていた。仕事量が増加する月末や年度末，上司とトラブルが生じたとき，夫婦げんかでむしゃくしゃした時などにフラフラと問題行動に向かって行っていた。「会社に対する不平・不満が高まっているときに痴漢をした。成功した時のスリル感がよい」という。また，飲酒も問題行動を誘発していた。「酔って女性に触りたいと思って路上で襲いかかったことがある。ほとんど未遂に終わったが」，「同僚と飲んで，痴漢をしてつかまった。ブラックアウトしていて，どんな女性だったか全然覚えていない」という。

　ミーティングに通っている多くは逮捕されて処遇が未決のものが多いので，問題行動を家族に知られて，何かにつけてそのことを突き付けられている。父親の怒り，母親の嘆き，口を利かなくなった妻などがすべてにストレスになっている。申し訳ないとは思っていても監視されているようで，「二度とやるまいと頑張ってきたが，疲れてきてもうどうでもよいと思って再犯した」というケースもあった。

7. 痴漢は性行動？（問題行動時の感情）

　痴漢行為は性行動の異常なのだろうか？　性依存症の治療を担当している男性スタッフは，「痴漢行為で射精するグループと射精しないグループがある」と教えてくれたが，私が聞いた当事者の語りの中で「はじめて痴漢行為をしたときパチンコで大量に玉が出た時のようなドキドキ感があり，病みつきになった」という言葉と「痴漢は性的なものではない。スリルだ」というのがあった。「性的欲求を満たすわけではない。嫌がっている女性に興味がある」，「（捕まるのが）怖いからもうやめようと思いながら繰り返していた。徐々にエスカレートしていった」，「女性と付き合っていて性的関係もあるが，いまでもほかの女性も気になり，1〜2回は痴漢をしたい気持ちがある」ともいう。盗撮についても「性的欲求は満たされないが，スリルというか，背徳感がいい」という。そして「盗撮していることを知られたくはない。けれど，手のひらを返すようだが，騒がれたい気持ちもある」という。好意を持っている女性の「裏側を知りたい」と思って更衣室

を盗撮したという。そして「盗撮や覗きはだれも傷つかない」ともいう。

8. 性依存症者の親子関係

性依存症者の育った家族について語られたことは「両親ともに教育者で厳格だった。テレビはニュースと特集番組しか見せてもらえなかった。普通の子どもが見るアニメなど見せてくれないので学校で仲間の中に入れなかった」、小児性愛の問題行動に対して、「幼稚園、小学生の頃、全く友達と遊ばせてもらえなかった。自分の性嗜好は当時の自分を取り戻しているのだ」と話したケースがあった。「母親は過干渉で、何事についても口うるさい。痴漢は母親の束縛から逃れるための行動でもあった。今回のこと（痴漢で逮捕された）についても"あなたは犯罪者だ"とあまりにしつこく言われて"死んでやる"と包丁で自殺しようとした」という発言もあった。女性蔑視の発言は彼らが育った家庭での父親と母親の関係なのだろうと思われた。

9. 性依存症者の夫婦関係

性依存症者の夫婦関係について意外だったのは、何度も問題行動を繰り返すのに、離婚に至るケースが少ないことだった。クリニックでは"家族も被害者"という視点で家族支援としてSFG（性依存症の妻の会、母親の会、父親の会）が開かれている。家族の会に出席する家族は多くはないが、徐々に参加者が増えてきているし、長期参加者も増えてきているという。

性依存症者本人が語る妻は「あなたが立ち直るまで離婚はしない」と言って世話をしてくれる家族もあるし、「問題行動が表ざたになって以来、口もきいてくれない。食事もばらばらに食べている」、「どこで何をしているか携帯のメールで常に監視されている。再犯するのが心配なのはわかるが、どうしてもイライラしてしまう」、「アダルトサイトなどのネットにつなげないようにコンピュータを妻が管理している」、「痴漢で逮捕された後、父親が、自分を廃嫡して、妻子を養子にして一生面倒をみると言っているが、妻は自分を見捨てないでいてくれる」、「裁判の時、証人になってくれた」等であり、問題行動を繰り返しているのに、別居

したり，離婚に至るケースが少なく，共依存なのかと思えた。

Ⅳ 今回の経験から言えること

性的問題行動はやはりアディクション

　長い間アルコール依存症の研究・臨床に携わった中で出会った人たちと性依存症者はかなり印象が似ていた。問題行動を執拗に何度も繰り返すこと，何度も何度も逮捕され，仕事を失い，家族に見放されてもやめられないことや，ストレス発散のために問題行動を起こすことなどである。アルコール依存症の人たちも妻との些細ないさかいなどや冷たい視線に反応して「もうどうでもいい」と思って飲んでしまう例が圧倒的に多い。

　人間関係が苦手な人が多く，自己評価の低い人が多い。ミーティング中，十分に聞けていないが幼少時の家族関係に問題がありそうである。アルコール依存症者は，問題飲酒をなかなか認めようとはしないが，性依存症者は逮捕されてしまうので，すぐに認めざるを得ないという特徴がある。

1. ドメスティック・バイオレンスの加害者との類似性

　小西聖子氏は著書「ドメスティック・バイオレンス」(2001)の中で加害者のタイプとして①共感性の欠如，②情緒の不安定，特に衝動コントロールの悪さとアルコール乱用，③激しく不安定な対人関係と見捨てられないための常軌を超えた振る舞い，④男らしさ，かたくなな男性中心主義の価値観を上げている。そして被害の過小評価と否認を上げている。今回私が得た性依存症者の印象もほぼ同様であった。

2. 性依存症の回復とは

　性依存症の大部分は性犯罪であり，犯罪として考えれば回復ではなく償いである。しかし性依存症と言えば病気であり，クリニックで医療としてケアしているのだから回復を目指さなければならないと思うし，また，回復もあり得ると思う。
　約1年後に同じグループミーティングに通ったときに発言の内容が内省的にな

りかなり深まっていたし，時間配分（時間の分かち合い）もよくなっていた。また「妻との会話が少なく，会社でもほとんど話ができない，本音をいえるのはこのミーティングだけ」との声も聞かれた。個別面接に進んできてくれた例は「自分の犯した罪の償いの意味でも協力します」と語ってくれた。

ミーティングに数年以上通ってきているケースでは問題行動の再犯がなく（通院しながら再犯してしまう例，再逮捕に至る例も少なくないが），自分の問題（生きにくさ）に気付き，自分を変えようとしている例も見られた。女性と交際を始めているものもあった。

女性と健康な交際（人格を尊重でき，親密な関係を構築できる）ができるようになり，自分の生きにくさに気付き，変えていこう（受け入れていこう）とする例は回復しつつあると言えるのではないか。当然，再犯は絶対にあってはならないが。

V 性の発達

今回，性依存症者の話を聞いていて，健康な性の発達とはどのようなものなのかが改めて疑問となった。身体的な性の発達については多少は学んできているが，エロス（性愛）の発達とはどのようなものなのだろうか？ フロイトの性的発達段階は日本人（特に女性）にはあまり納得がいかない。

私は保健婦をしていたので子どもの成長発達を母親たちに指導をしてきたし，自分でも男の子を二人育てたが，性的発達（エロスの発達）については全く無知であり，何もしてこなかった。大学生になって家を出る息子に「女性とお付き合いするときは相手を大事にしてね」といったことを覚えているだけである。夫も息子たちに性愛の教育をしたとは思えない。また，現在，学校で行われている性教育のほとんどは性感染症の予防と避妊教育にすぎないと思う。

性依存症者は性の発達の途中で歪んでしまったのだろうか？ それとも男性には誰にでも痴漢行為をしたい気持ちがあるが，実行に移さないだけなのだろうか？ 性依存症者に聞いた幼いころの性的な行動は異常なのか，だれもが体験しているのだろうか？

周囲の男性に性の知識はどのようにして得たのかを聞いてみると中学・高校生時代にクラブ活動の先輩などから良いことも悪いことも含めて教わったという。また，中学生のころに週刊誌やアダルト系の雑誌を回し読みしたという。現代の若い人に聞くとインターネットですべてが見られるという。そしてその内容はかなりおぞましいものだと言う。少年少女が対人交流がないままに歪んだ性の知識を手に入れることを想像すると空恐ろしくなる。

　性愛教育をどのようにしたらいいのか分からないが，幼い時からテレビ，ゲーム，ネットで育っている子どもたちに対人関係のスキルが不足しているのは確実だし，衝動のコントロールもできないし，他人に対する想像力が育たないのは当然であろう。子ども（兄弟）が少なくなり，大家族がなくなった家庭や，地縁血縁のなくなった地域では，子どもの健全な発達は望めないように思われる。そのため子どもがバーチャルな世界にのめりこむ前に，安全で豊かな対人関係を体験させる工夫が求められのではないだろうか。たとえば，毎年，夏休み期間中に大人や大学生がリーダーになって，小中学生と1～2週間のキャンプ生活をするなどの異年齢の集団を全員が体験する制度などを真剣に考える時期に来ているのではないだろうか？

文　献

伊藤　洸（2011）依存症—ほどよい依存のすすめ．サイエンス社．
小西聖子（2001）ドメスティック・バイオレンス．白水社．
安田美弥子（2004）現代のこころの病・アディクション．太陽出版．
安田美弥子（2005）愛情の病理—共依存症．太陽出版．

インターネット（SNS）と性犯罪および性依存症

――斉藤　章佳（御徒町榎本クリニック）

I　はじめに

　情報収集から始まり，買い物や友人とのやり取りまで，インターネットはいまや生活に欠かせない存在だ。しかし，インターネットをうまく使いこなしているつもりが，いつの間にかパソコンやスマートフォンを眺めることに一日の多くの時間を費やし，自分の生活が支配されていることはないだろうか。主従関係や優先順位が逆転した時，アディクション，いわゆる「依存症」はすぐそばに迫っている。この分野に詳しい著者は，「ネットの普及が従来の依存症の概念そのものを大きく変えつつある」と指摘している。また，インターネットの普及が依存症の低年齢化を引き起こすと警鐘を鳴らしている。

　さらに注目すべきは，インターネットやSNS＊を介した18歳未満の女児が被害にあう性犯罪が増加しており，その検挙件数は2001年〜2010年で約10倍となっている。本稿では，IT社会の裏側で密かに増加するインターネット（SNS）と依存症，そしてそれに関連する性依存の現状について述べたい。

＊SNS：人と人とのつながりを促進・サポートするコミュニティ型のWebサイト。友人・知人間のコミュニケーションを円滑にする手段や場を提供するや，趣味や嗜好，居住地域，出身校，あるいは友人の友人といった繋がりを通じて新たな人間関係を構築する場を提供する会員制のサービスのことを指す。人のつながりを重視して既存の参加者からの招待がないと参加できないというシステムになっているサービスが多い。日本では，facebook・twitter・LINEなどが有名である。

II　インターネット（SNS）と依存症

1. 依存症は誰でも陥る可能性がある

　人は多かれ，少なかれ何かに依存して生きているが，多くの場合はセルフコントロールが可能な範囲で，ストレスへの対処行動として用いているにすぎない。ただ，「アディクション（依存症）」にまで発展した場合は，状況が変わってくる。自分の体に害を及ぼすような「身体的損失」や，罪を犯したり，離婚など家族関係が破綻したり，仕事を続けられなくなるなどの「社会的損失」があるにもかかわらず，その対象がやめられなくなる。

　耽溺する対象はさまざまだが，「物質」「行為」「関係」の3つに大別できる。「物質」とはアルコールや薬物，食べ物，「行為」とはギャンブルや買い物のほか，性犯罪（性嗜好障害）や，窃盗，放火といった法に触れるものも含まれる。「関係」では親子関係の依存のほか，恋愛への依存などがある。また，児童虐待やDV，高齢者虐待といった暴力を繰り返す行為も，「関係」の依存の一種である（図1参照）。

　依存症に陥る原因については諸説ある。例えば，父親がアルコール依存症で，それを見て育った子どもが同様にアルコール依存症になるといった環境的な要因だけではなく，遺伝的な要因も関係しているという研究結果もある。カイジは，両親のどちらかが酩酊罪ないしアルコール乱用の既往がある場合，これらの両親から生まれた双生児の内二人ともに飲酒問題が出現した割合は，一卵性双生児が54％，二卵性双生児が28％という結果によって，遺伝的な素因の影響は非常に大きいと結論を出している。

　一方，遺伝的な素因の作用を，環境要因と比較しながら調査した研究もある。それには，生後数カ月で親から離されて養子に出された里子の研究が有名である。これは，実の親がアルコール依存症である場合と，養い親がアルコール依存症である場合について，本人のアルコール依存症発生率を比較し，この結果によって，遺伝的素因が深く関係しているのか，環境要因が関与しているのかを調べるものである。アメリカのシェッキットは，この里子の研究により，アルコール問題発生率は，実の親がアルコール依存症である場合は60％，養い親がアルコール依

物質（Substance）依存	行為（Process）依存	関係（Relationship）依存
アルコール 薬物（合法・非合法） 処方薬 ニコチン カフェイン 食べ物（過食・拒食）	ギャンブル，窃盗， 放火，買物，仕事， 自傷行為 （抜毛癖・リストカット） インターネット，携帯電話 性嗜好障害 （痴漢，露出，盗撮などの 性倒錯）	恋愛，セックス ファミリーバイオレンス （DV・児童虐待・ 家庭内暴力・ 高齢者虐待など） 親子関係 ↓ 共依存
二次依存		一次依存

図1　依存症概念の広がり

存症である場合は30％という結果から遺伝的素因の作用が環境要因よりも強いことを実証した。これは，デンマークのグッドウィンの調査でも18％対5％という結果が出ており，シェキットの考えを支持するものとなっている。

　このように，依存症は誰でも陥る可能性がある現代病で，意志が弱いやだらしないはよくある偏見である。ポイントになるのは，今まで紹介してきたことと重ねて家族との死別や離婚，あるいは職を失うといった喪失体験である。コントロールできる範囲でお酒を飲んだり，ギャンブルに興じていた人でも，そうした喪失体験をきっかけに，対象行為が習慣化し耽溺してしまうことがある。このように，依存症とはさまざまな要因が重なり進行するものであり，また習慣を指す身近な問題でもあり，依存症に発展するまでの時間は，個人差はあるがそれぞれの人が抱えている問題の大きさに比例して早まると言われているように「不可解で，巧妙で，強力」なものである。

2. 構造的にはまりやすいSNS

　次にインターネットと依存症の問題について見ていきたい。

　近年，榎本クリニックでもインターネットそのものに依存し生活が破綻するタイプの依存症患者の相談が増えてきた。また，そこから派生する問題として他の依存症に発展していくケースも散見される。

韓国でも，両親がインターネットを通じたチャットに夢中になり，育児を放棄した結果生後3カ月の子どもが餓死する事件が起き話題となった。一方で，同国では2015年までに政府はすべての教科書をデジタル化し，全ての児童にiPadを支給する計画を持っている。このような先進的なシステムに反対する人々も現れており，児童らは読み書きができる前から「端末依存症」になってしまうとの警鐘がならされている。

　そのような社会情勢の中，『ネット依存』の中でも最近特に目立っているのが，ユーザーが大幅に拡大しているソーシャルネットワーキングサービス（SNS）への依存である。著者はSNSについて，耽溺しやすい仕組みができ上がっていると指摘している。人間にとって，『愛』と『注目』は必要不可欠なものであるが，現代社会はそれが簡単には得られない。一方でSNSでは，自分が書き込めば所属しているコミュニティから反応が返ってくる。例えば，facebookなら書き込みに対して『いいね！』という反応があるが，これは肯定的なフィードバックである。自分の一挙一動に反応し肯定的なフィードバックがあり，他者から承認される感覚を手軽に得られることは現実世界ではあまりない。これは，人間にとって正の強化子であり繰り返すことによってそれはより強固になり，ますますエスカレートしていく。また，その行動を反復していないと喪失感や不安を感じ，自分だけがこの世から取り残されたような感覚になり，その行動は強迫的で貪欲的になっていく。実は，反復することの有害性は本人も気づきながら行動後の罪悪感はあるが，自我親和的でもあり本人にとって必要があるから繰り返しているという見方もできる。このように「自己治療」としての依存症という面もある。

　SNS上で他人から反応が返ってくることに喜びを覚えると，次は更新するスピードが上がっていく。更新を繰り返す中で，対象行為は強化され必然的にSNSを眺めたり，書き込んだりする時間が増えてくる。最終的には現実の世界よりも，インターネット上の世界の比重が大きくなり，どちらが現実か分からなくなっていく。この一連の流れは，行為中の高揚感・自己喪失・生活時間の一時停止・行為後の後悔・行為中断後の行為再開への渇望という依存症の特徴に合致する（Anthony, 1995）。

クリニックを訪れたある患者は，医師の診察中もSNSへの投稿を続けていた。「診察中はやめてほしい」と医師が言うと，しぶしぶスマートフォンを上着のポケットに収めたが，着信音が鳴り患者のアップデートした投稿に他の人からのコメントがあったことを知らせる通知が届くと，すぐにスマートフォンを取りだしてしまう。「精神科なう」「今，医師にこの薬を処方された」など，診察場面のあらゆる出来事を書き込んでいた。

依存症は精神疾患の一部だが，依存の対象によっては症例が少なく，診断名が付いていない場合もある。ネット依存症も現時点で国際的な診断名や基準はない。ただ，インターネットについてはすでに多くの人が長時間利用する実態があり，依存症に陥る素地ができている。例えば，夜間スマートフォンなどでインターネット上の情報を見ることに熱中し，次の日に会社や学校に遅れるような状況が続くのであれば，それは一つの警告のサインである。インターネットを利用し続けるほど，依存は進行し現実の世界でストレスを感じるほど手放せない存在になってしまう。

Ⅲ　インターネットと性犯罪および性依存症

インターネット上には，あらゆるコンテンツがあり今や我々の生活には欠かせないアイテムの1つである。しかし，一方で課金ができるギャンブル性の高いソーシャルゲームや，2チャンネルで最近話題になったが違法薬物（脱法ドラッグなども含む）の売買も行われている。ある30代の薬物依存症患者は，「覚醒剤を使用するとパソコンなどの画面を通して延々と長時間（1日15時間）ネットを使用するのが苦痛ではない。ネットと覚醒剤の愛称は最高にいいんだ」と述べていた。

このように，現在の依存症の入口は（特に若年層）インターネットにある。さらに近年では，SNS（facebook，LINE，twitter）や出会い系サイトを介して見知らぬ男女が出会い性犯罪に発展するケースが増加傾向にある。ここで1つ先行研究を紹介したい。

伊藤は，『性犯罪予防と被害に関する女子学生の認識』（2012）の研究の中で，

性犯罪が起きることに関連するものと被害を受けない工夫について多くの女子学生からアンケート調査を行った。結果，女子学生はインターネットが性犯罪の発生に大きく影響していると考えているというアンケート結果がでた。

　実は，インターネットを介した性犯罪は年々増加しており，2010年のインターネットを利用した性犯罪（児童買春／児童ポルノ法違反／出会い系サイト規正法違反／青少年保護育成条例違反）の検挙件数は2,086件であり，2001年の約10倍となっている。また，18歳未満の児童のSNS利用に起因した事件は年々増加の一途をたどっている。

　このように，インターネット利用の低年齢化から幼い児童が被害にあうケースも増えている。実際，当院を受診する常習の小児性愛者の中には，インターネット上で出会い系サイトや実名や顔写真がわかるfacebookからアクセスし，児童に会いわいせつ行為を繰り返していたというケースが増えつつある。

　データの裏付けとして，被害児童数について罪種別でみると，出会い系サイトの利用に起因する犯罪の被害に遭った児童については，児童買春の被害児童が151人（59.4％）と最も多く，SNSの利用に起因する犯罪の被害に遭った児童については，いわゆる青少年保護育成条例違反（みだらな性行為等違反等）の被害児童が772人（62.3％）と最も多くなっている。このように，多くの幼い児童がターゲットにされるSNSを介した性犯罪が増加する中，加害者は同じ人物が複数件繰り返しているケースもある。

　では，次にインターネットを介した性依存症のケースを紹介し，この問題の核心に迫りたい。

Ⅳ　インターネットと性依存症──事例について

　『ソーシャルメディア調査報告書2012』(2012) によると，日本国民のSNS利用率は，mixiが26.1％（2011年は27.0％），Facebookが24.5％（2011年は8.3％），Mobageが8.4％（2011年は6.3％），GREEが7.8％（2011年は8.3％）となっており，Facebookが大きく躍進している。Facebook利用者の増加が平成24年の32.1％であったSNS利用率を45.6％に引き上げる結果となっている。また，

Twitterの利用率も昨年の15.5％から26.3％となり，Facebook同様，大きく上昇している。

　SNSは地理的・時間的な制約を受けることが少ないため，不特定多数の者に対して瞬時に情報を発信することができるなど，短時間のうちに不特定多数の者に影響を及ぼしやすい。その一方で，ひとたびSNSを介して性犯罪が敢行された場合，匿名性が高く被害を一層困難なものにするといった側面を持っている。

　今回は，実際にSNSが関連した性依存症のケースについて事例を紹介したい。

- 事例：SNSを介して不特定多数の女性と性関係を持ち強姦未遂にいたったA氏

　A氏は，同胞3子の長男として生育する。両親ともに公務員で比較的厳格な家庭で育った。中学生頃から電車通学になり痴漢行為が始まる。高校生時代も事件とはなっていなかったが痴漢行為を繰り返していた。この行動は，やがて満員電車で通学をしなくなった大学生から消失した。その後，しばしばストーカー行為とまでは行かないが，気に入った女性を見かけると見つからないように遠くから後をつける行為を繰り返すようになる。やがて，Facebookやツイッターを通じて女性と出会い性交渉を重ねる行為を反復するようになった。その方法としては，SNS上で友達申請を行い面識がないのにもかかわらず簡単に友達を承認してくれ，かつ相手の書き込みなどを細かくチェックし精神的に悩んでいる女性をターゲットにアプローチしていた。そして，相手の相談に答えることで出会いを実現するという方法をとっていた。このような手口で，性交渉に至った件数は事件前まででゆうに100人を超えている。

　A氏は，SNSを通じ精神的に悩んでいる女性と会い，実際に不特定多数の女性と性交渉を重ねていくことで「女性は私の性欲に応じて当然である」「女性は少々いやがっていてもセックスをすれば気持ち良くなるものだ」などの考え方を持つようになった。これは，SNSを介した性交渉が成功すればするほどこの思考パターン，いわゆる「認知の歪み」は強化されていった。

　そして，今回の事件では同様の手口で出会い関係を迫り初めて強い拒絶にあったときに発生している。幸い，被害者はホテルを抜け出し店員に被害の報告をす

ることで難を逃れることができた。このように，SNSを介した性犯罪事件は後を絶たない。最近も，同志社大学2年生の学生がツイッターで300人以上の女性と関係を持ちその様子を克明にツイートしていたが，やがてA氏のように性犯罪に至ってしまい，結局はそのツイートが足跡になり解決したという事件があった。また，性犯罪事件に至らなくてもSNSだけでつながっている面識のない男女が性関係を繰り返し，望まない妊娠やSTD（性感染症）に発展するケースも珍しくない。

性依存症は，「ある性的関係により，何らかの社会的損失や身体的損失や霊的（スピリチュアル）損失があるにも関わらずそれがやめられない状態」を指す。著者は，今後SNSなどのインターネットを介して未成年者が安易な性関係を持つことに何らかの規制や対策が必要ではないかと危惧している。

V 性依存症からの回復

反復する性的嗜癖行動は，性依存症という病気で専門治療が必要であり，治療をすれば回復する可能性はある。一方で，完治することは困難でありアルコール依存症や薬物依存症同様，一生そのことに対する渇望は消えない。だからこそ治療機関から離れることは再発のリスクを高めることになり，また同じ問題を持った仲間との関係を切ってしまうこと，つまり孤独や一人きりになることはそれ自体が再発の引き金（トリガー）になる。そういう意味で，インターネットやSNSは一人きりになる好都合なアイテムである。

治療機関や仲間から離れないことは，性依存症からの回復を語るうえで重要なテーマである。では，同じ問題を持った仲間につながるとはどういうことなのだろうか。その代表例が自助グループ（以下，セルフヘルプグループ）である。これは，匿名でアルコール依存症の当事者同士が集まり，回復の指針である「12ステップ&12の伝統」を実践し「今日一日」飲まない生き方を仲間とともに続けるためのセルフヘルプグループである。これをAA（Alcoholics Anonymous）といい，全世界に300万人とも500万人ともいわれる会員が存在する。AAへの参加資格は，アルコールをやめたいという願いがあれば誰でも参加できる。

その後,さまざまな依存症の問題に特化したセルフヘルプグループが誕生した。代表例を挙げると,ギャンブルはGA(Gamblers Anonymous),薬物はNA(Narcotics Anonymous),病的窃盗はKA(Kleptomanias Anonymous),摂食障害はOA(Overeaters Anonymous)などである。

そして,この性の問題にはSA（Sexaholics Anonymous）とSCA（Sexual Compulsives Anonymous）がある。SAとSCAは,それぞれ12のステップを回復のガイドラインとし定期的に会場に集まりミーティングを行っているが,大きな違いが1つある。それは,スリップに対する考え方の違いである。SAでは,パートナー以外との性的な関係(マスターベーション＝自分とのセックスも含む)は全てスリップ(リラプス)ととらえる。一方で,SCAは「スリップの概念は個人に委ねられる」とし,柔軟な定義を採用している。

榎本クリニックでは,性依存症治療の中でSCAから「先行く仲間（長い間性的にクリーンな状態を続けている人＝再犯を長期間していない人）」に,月1回体験談を話しに来てもらっている。体験談は,刑務所にいた頃のことや自らの生き方とこの問題との関連性について,そしてどのように立ち直り現在に至るのかを正直に話をしてもらう。このような連携を通して,クリニックに治療に来ている参加者はメッセンジャーの話を聞いて「回復のイメージ」を持つことができる。また,治療スタッフ側も彼らメッセンジャーの体験談を聞いてこの問題に回復はあることを実感する。治療スタッフが,回復を信じられないと目の前にいる性依存症者の回復に希望が持てない。

性依存症からの回復とは再発防止に焦点を当てた認知行動療法や薬物療法も重要ではあるが,最後に心に届くのは当事者たちの正直な話である。SCAやSAに興味がある方はぜひホープページにアクセスしてもらいたい。URLは以下の通りである。

《性依存症のセルフヘルプグループ》
- SA-JAPAN：http://www.sa-japan.org/story/
- SCA-JAPAN：http://www.sca-japan.org/

Ⅵ　おわりに

『強姦は魂の殺人です』と，A. ミラーが述べているように性犯罪がどれほど多くの人を傷つけ被害者の人生を壊すのかはあまり知られていない。一方で，被害者支援はもちろんのこと，性犯罪加害者対策や治療を全く講じない社会は性暴力を許していることになる。これは実現しがたいかもしれないが，被害と加害の問題に携わる関係者が「修復的司法」の一つとして，この問題についての情報共有や互いの専門的な視点を共有する場所を作っていく必要性を感じている。このような点から，性犯罪の問題は被害者支援と加害者更生の両輪から包括的に議論をしていく必要がある。その中でも「インターネット（SNS）と性依存症」は新たな性犯罪の問題として注目をされるであろう。

今後も，IT社会が進む中「インターネット（SNS）と性依存症」の問題は増えてくる。特に，幼い女児を対象としたSNS関連の性犯罪は早急に対策を講じないといけない問題である。我々は，このような多様化するインターネット（SNS）社会と性犯罪の問題に向き合いながら，『性犯罪者の地域トリートメント』に関する取り組みを通して，日本の社会に「性暴力は許さない」ということを，一人の臨床家として訴えていきたいと思う。

文　献

Anthony G（1995）親密性の変容．而立書房．
CB ニュース：ネットが生み出す依存症の新たな潮流．http://www.cabrain.net/news/regist.do
インターネットメディア総合研究所（2012）ソーシャルメディア報告書 2012 年．https://r.impressrd.jp/iil/socialmedia2012
伊藤桂子（2012）性犯罪予防と被害に関する女子学生の認識．日本「性とこころ」関連問題学会誌 2012, 4(2), 149-157．
国家公安委員会・警察庁（2011）平成 23 年度版警察白書．ぎょうせい．
マイナビウーマン（2013）精神保健福祉士に聞く―SNS 依存にならない方法とは？　http://woman.mynavi.jp/article/130823-086/
日本経済新聞（2010）SNS を悩ます出会い系問題の深淵．http://www.nikkei.com/article/DGXZZO19323130T01C10A2000000/
斉藤学（1986）アルコール依存症に関する 12 章．有斐閣新書．

SAGミーティング

《用語説明》
【SAG】→性犯罪再犯防止プログラム

司会：時間が過ぎていますので始めていきたいと思います。皆さんこんばんは。
参加者：こんばんは。
司会：本日のグループセッションを始めていきたいと思います。今日は，職員の性依存症についての勉強も兼ねてこのグループのミーティングの発言を録音させていただきます。今日は皆さん始めに名前を名乗っていただいていると思いますけども，その名前を名乗りたくないという場合は匿名で発言していただいても構いません。それから発言の内容に関しても，自分が言える範囲で結構です。

　これから順番に発言してもらいますが，今年一年が自分にとってどのような年だったかを話していただければと思います。特に今年初めてこのグループに参加したと，そういう方は結構大きな変化の年になったのではないかと思います。継続して出ている方も今年はどういう年だったのか，ふり返りとして話していただければと思います。

　また，今日はテーマも一つ設定させていただきます。よくテーマになることですけれど「性依存症における回復とは」です。依存症は完治するということはありません。完治というのは，たとえば，アルコール依存症であれば元のお酒の飲み方をしても全然問題にならない，や，ギャンブル依存症であればギャンブルをしてもほどほどのところで切り上げられる，ということです。完全に元の状態に戻るという意味での完治というのは，この性依存症に関してもないと思われています。ですが，完治は困難であっても，回復はあります。従って，

止めた後に自分がどうなりたいのか，どういう生き方をしたいのかなど，そういうことを考えていくことはできると思います。欲求や渇望等，そういうものに振りまわされていた人生から，それがないことによって自分が今後どういう生き方をしていくのか，何を大切に生きていくのか，ということをセッションの中で考えていきます。やめ続けた後に回復というのがあると思うのですが，これは人によって全く違うわけです。どういう状態が回復かというと，アルコールとかギャンブルとか，病気として結構長い歴史があるものに関しては，自助グループなどでは，回復したと言われる先行く仲間の話を聞いたりとか，そういう方をモデルに取り組んでいくことができると思います。性依存症に関しては，そういう例はまだあまりないですね。病気として認識されたのも最近になってからで，長く止めてる方に会おうとしても，治療として取り組んでるところも少ないので，難しいです。私自身，このグループに参加していて，最優先は問題行動をしない，つまり再犯しないというのが第一だと思います。それができてる方はいると思いますが，その先にどうなるのか，どういう生き方をしてどう変わっていくのかというのは，私自身いまいちイメージがつかめていません。それは皆さんこのグループに参加しながら，自分自身がどう変わっていくかということだと思いますが，今ご自身が考えられる範囲で，自分にとっての回復をテーマとしてお話いただければと思います。近況や一年のふり返りも，一緒にお話いただければと思います。1時間なので，時間の配慮をしながら一周していきます。よろしくお願いします。

S氏：皆さんこんばんは。

参加者：こんばんは。

A：Aと申します。自分の問題行動は，下着の窃盗と路上での痴漢行為です。ちょうど約1年前にこちらの治療に繋がるようになりまして，早いことにもう1年が過ぎました。テーマの「回復」とは，に関しての話になりますが，問題行動を行っていた当時は，元々運動をする人間だったんですけど，ストレスが溜まっていたのに身体を動かす時間がなくて，ストレス解消方法を問題行動に置き換えてやっていた気がするので，こちらのデイナイトケアに毎日通い，興味

はあったのにやっていなかったボクシングだったり空手だったり，それ以外にもプログラムでダンスなどをやるようになったことで，毎日のように身体を動かす生活になり，かなり自分自身が安定したなという思いがあります。やっぱり自分にとって身体を動かす，つまり運動するというのは，大きなプラス要素であったと，そのことを強く意識するようになりました。このまま続けていこうと思っているんですけど，2週間程前からこちらのデイナイトケアに通うと同時に，アルバイトを始めたことで，新たな生活になって若干生活のパターンがズレてきているので，身体や精神的な疲れがかなり出てきまして，だからといって問題行動に至るわけじゃないんですけど，ストレスが溜まっているなという思いはあります。今日も体調が悪い中でイベント準備のプログラムでダンスを踊ってみたりしたんですけど，やはり身体を動かすことで結構スカッとするのかもしれません。問題行動に至る思考ということはなくなってきていると思います。それが安全だとは思ってはいないんですけど，自分が今置かれている状況でストレスがあっても問題行動をやってた時とまた別の行動で解消できているというのは，回復してるな，という思いがあります。先ほども言った通りちょうど1年が経った位で，来年も当分は通うつもりですけど，徐々に元の生活，一般の社会生活をしながらこちらに通っていく方法を考えなければいけないと思っているので，その生活パターンを作っていきたいです。以上です。

司会：はい，ありがとうございます。次の方，お願いします。

B：皆さんこんばんは。

参加者：こんばんは。

B：Bと言います。自分の問題行動は電車での痴漢行為と盗撮です。

　ここ1年をふり返ってみると，僕もちょっと回復とはほど遠い1年だったかなと思います。ここに来始めてから1年半位経つんですけど，来始めてまだすぐの頃からスリップしていました。

　ちょうど一年前くらいに発覚して，そこから毎日こちらに来るようになったのに，また今年の4月頃スリップしてしまって。

自分の中でやる気がなくなってきて，何となくここに通い続けているだけで，本当に自分を回復させようという気があるのかどうかさえちょっと疑わしい，そんな風に感じているところです．以上です．

司会：はい，ありがとうございます．次の方お願いします．

C：今日はパスします．

司会：はい，ありがとうございます．次の方お願いします．

D：皆さんこんばんは．

参加者：こんばんは．

D：Dです．自分の問題行動は，盗撮行為と，街の中での痴漢行為になります．

　去年の今頃ってのはちょうど問題行動を起こした直後でした．その時は情緒不安定というか，いつもその問題行動のことばかり考えていました．ただ，「やりたい」とかではなくて，罪悪感というか，「やってしまった」っていう嫌な気持ちとかをずっと持っていました．1年経って，そういう風に問題行動のことを考えることはなくなって来てます．これが今日のテーマの回復にあたるのかどうかはわかんないんですけど，少しずつ良くなってるのかなと．全体的に見ると，まあところどころ危険なところはあったんですけど，そう思いたいです．今まではアダルトサイトを見てマスターベーションをすごくしてたんですけど，それは今抑えてる状態なんです．

　自分にとって回復っていうのは，完全にしなくなくなるっていうのはないと思うんですけど，それをいつかしなくなるというか，それを自然と抑えられているという感じですかね．抑えているのが普通になって，街を歩いてても問題行動のイメージをもたないで普通に歩いたりとかできるのが，今考えている回復です．

　来年は1年経って，自分の心に余裕ができていたいですね．やっぱり今が一番危険な時期だと思うんです．今年1年も危ない状況があったんでそういうのを振り返って，また来年もここに通って，自分の問題行動と向きあって生活し

たいです。自分からは以上です。

司会：はい，ありがとうございます。次の方，お願いします。

E：こんばんは。

参加者：こんばんは。

E：Eと申します。私の問題行動は盗撮で，去年10月に捕まりまして，今現在2カ月一応経ったわけなんです。

　本当にこの10月から今に至るまでの2カ月っていうのは，本当に強烈な経験というか，これまで経験したことのないような本当に辛い思いというのもしてまいりました。10月までの間に何があったかなってパッと思い出せない位に，今は本当にその2カ月が濃厚であり長かったなというように今，思い返しています。

　こちらに通い出してまだ1カ月弱なんですけれども，回復ということに関して私が考えるのは，やはり今でもそうなんですけども，スカートの短い女性ですとか……スカートを履いている女性なんかを見ると，どうしてもやっぱり気になってしまうんです。本当に気になってしまうっていうのがすぐに出るので，やはりそれが気にならなくなるっていうのが，そうなってくれば回復してるのかなっていう風に思うんです。が，盗撮するようになった前のことを考えると，元々そういう女性の下着……スカートの中とかの盗撮物とかを見るのは好きだったんですけども，自分が実際そういう行為に至るまでの間っていうのは，インターネットとかで見るだけで済んでいたっていうのが状況としてあるんです。その頃の自分に戻れればいいのかな，そこまでいけばいいのかなって思う一方で，今はその盗撮行為の手段としていろいろなそういう便利な盗撮に使うような小型のカメラですとか，そういったものが容易に購入できるっていうことも当時は知らなかったし，今はそういったことを知ってしまっているので，やっぱりその当時の状態に戻るといっても，それをどう抑制するのかっていう問題になってくるのかなっていうことも思いながら，自分としては回復してる時の自分っていうのが，今は想像するのがちょっと難しいかなっていう風

に思います。すいません以上です。

司会：はい，ありがとうございます。次の方お願いします。

F：こんばんは。

参加者：こんばんは。

F：Fと言います。自分の問題行動は強迫的な自慰行為と露出です。回復とはというテーマで，今日お話しようかと思って，ここ最近で思うのは何でここにいるのかなと考えますと，自分と同じことをもちろん他の方もそうでしょうけど，自分と同じ事をやってる人もいるはずなのに何でここにいるのかなって。ここに来始めた時も同じ事するのをやめようっていう風に思って，たとえば自慰行為に関してはアダルトサイトとかそういうものを見ないようにしたりしているうちに，自然と見なくなりました。後は職場に女性はいますけど，女性に声を掛けなくなったりとかということで，一つ一つ自分の中の行動が変わって来ているのかなっていう風に思います。

　他のたとえば守らなきゃいけないもの，家族とか自分の仕事とか，全部あると思うんですけど，そういったものが自分がいざ目の前に手を出した行動で最終的に壊れたりなくしたりとかするっていうリアリティをその場でもっていなかったんじゃないのかと思います。目の前でやれるとかできるとか，ばれなきゃいいだろうとか，たとえば自分は電車で通うことはないので痴漢っていうことはしてませんけど，電車で通勤するような立場になったらもしかすると同じ事をしたのかもしれないなと，いろいろなことを考えるようになりました。それを回復と言っていいのかどうか分かりません。恐らくこれからもそうなんだろうって思うんですけど，ただひたすら自分が何でそれをしたのかとか，同じ事をしないためにはどうすればいいのかなと考え続けていくことが，最終的な回復のゴールというのはどこにいくか分かりませんが，最低限のこと……同じ事を繰り返さないというのがもし回復の定義だと言うのであれば，それを考え続けていくことが回復への道なのかと思います。以上です。

司会：はい，ありがとうございます。次の方お願いします。

G：こんばんは。

参加者：こんばんは。

G：Gと申します。私は今日初めて参加させていただいています。私の問題行動は，盗撮です。つい2週間ほど前まで警察の方にお世話になっていました。警察にお世話になったのは5回目位で，前回も10年以上前だったんですけども，やはり盗撮です。

　会社を辞めて再就職して8年9年経ったんですけど，過ぎた頃にまた盗撮して失業してっていうような，正直言って8年9年ずっと問題行為をしなかったものので僕自身安心して，そういう欲求はギリギリアダルトサイトで解消できていました。安易に，自分で撮った方が安いんじゃないかと，あとは皆さん経験あると思いますけど，直接行為に及ぶ時っていうのは周りが目に入らなくなっちゃって。仕事のストレスだとか，私は仕事がある程度立場も上に立って自分の思うとおりになったりとか，忙しい時には考えてなかったことが，今になったら直接的な原因でした。加えてビデオカメラという機材を今まであえて持ってなかったんですけど，もう大丈夫だろうということで持った途端また盗撮をするようになって，今は本当に再出発という気持ちです。

　私にとって回復は，結局はやはり女性に対する，コンプレックスみたいなものがあるのかもしれません。やはり綺麗な女性を見ても性の対象として見ないとかそういったところが回復かなと思います。男性である以上そうはいかないでしょうから，何か本当に生き甲斐があるような，今になってもそういう性嗜好を出さないで済むような趣味を見つける，そういったことが回復なのかなと，現時点ではその位しか考えられていません。以上です。

司会：はい，ありがとうございます。次の方お願いします。

H：こんばんは，Hと言います。私の問題行動は，電車内での痴漢行為になります。この1年ふり返って失いかけたもの・失っていくもの・失ったもの，すごく大きな意味があると思うんですよね。幸いにも会社の方には話が伝わらずに，在

籍して休職という状態でいるんですけど，家族は子どもが3人居まして，受験ということもあるので慌ただしく生活しています。今回，私の方も浅はかな行動によって自分だけじゃなくて，再犯すれば家族にも，例えば子どもの就職とか結婚とかそういうものに影響していくんじゃないかという怖い状態で，改めて反省しています。反省してはいるんですけども，実は私も14年位前に2回痴漢をして，今回3回目で当初は実刑ということで進んでいたんですけど，弁護士さんの方の手助けで示談という形で，この後やってしまうと完全に実刑で，失うものはすごく大きいというのは分かっています。

　回復ですが，まず回復というのは全く実感していなくて，それよりも恐怖心がすごく大きいです。今日も電車に乗って来たんですけど，女性を見ていいなって思うよりは，今近寄ってくるのがすごく怖い状態です。回復の目標としては，その気持ちが和らいでいくというか，なくしていくことです。

司会：はい，ありがとうございます。次の方お願いします。
Ｉ：みなさんこんばんは。
参加者：こんばんは。
Ｉ：Ｉと申します。自分の問題行動は電車内での痴漢行為です。今回，回復というテーマですが，自分の中での回復とは何だろうかと考えた時に，今までは電車に乗ってて，女性の側に近寄って触ってしまうというわけなんですが，その回復というのを考えると，女性からしっかり離れて，立ってる時はしっかりつり革から手を離さない，座る場合は一人で座るとかいろいろなことをしてまぎらわせられるようになって，そういった状態を自分の中で認識できた時に初めて回復というのが生まれてくるんじゃないかなと思っています。それが今できているかというのは，できるようになってきたと思います。それ以上に気をつけることは難しいとは思うんですけど，こちらに通うことで自分の中での回復，いつもこちらで学んだリスクマネジメントプランなどを自分の中で活用して，自分なりの回復というのを追及していきたいと思っています。自分からは以上になります。

司会：はい，ありがとうございます。次の方お願いいたします。

J：こんばんは。

参加者：こんばんは。

J：Jと言います。私の問題行動は路上での強制猥褻事件を繰り返してしまうということです。昔，高校時代に何度も繰り返して一度少年院に入って，出てきてから4年位は落ち着いてたんですけど，また先月，同じ事件を何度か繰り返してしまって，先月逮捕されまして，先週からここに来て参加することになりました。

　一応大学に通ってたんですけど，何とかまた戻れることになったので，4月から戻ってやっていこうとは思ってるんですけど，当然2カ月ぐらい学校休んでしまったので，遅れを取り戻すのにまた結構なストレスが自分にかかってくると思います。しっかり気をつけてコントロールしていきたいと思います。

　テーマの回復とは，と考えると正直少年院から出てきて，2年以上落ち着いててまた再犯したりとかそういう気持ちも特に起こらずに来てたんで，自分の中では回復してきたなとか落ち着いてきてるなとか，そういう風に感じてるところで，また結局ほんとにいつの間にか繰り返してるような状態になっていて，そう考えると自分自身が回復したと思っても，また再犯してしまうっていうのは本当に紙一重の状態なんだなという風に思っています。

　今後はこちらでSAGに参加して，自分で学んだり自分で感じたり，といったことを継続していくことによって，自分自身の気持ちの中でまたやりたいなとか，そういった気持ちができるだけ起こらないように，もし起こったとしてもしっかりとコントロールしていける状態，それが現時点での回復かなと思っています。たださっき言ったように私の中では回復したと思っても再犯してしまうかもしれないという，紙一重の部分もあるのかなと思うので，個人的には，絶対大丈夫だっていうそういう変な自信は持たないようにしていきたいと思います。私からは以上です。

司会：はい，ありがとうございます。次の方，お願いします。

K：皆さんこんばんは。

参加者：こんばんは。

K：Kと申します。自分の問題行動は盗撮行為と女性の下着窃盗です。ここに初めて通ってもう今年5年目位になるんですけども，下で診察をして，後は木曜日のSAGに隔週来るだけという感じで，ほそぼそと通ってきました。診察で先生に言われたんですけど，依存症というのは完全に回復はしない，一生付き合っていく病気だと言われて，僕もそう思っています。

これは正しいかどうか，私の持論としては，問題行動が違法行為であるということで，まず先ほど言った2つの問題行動を封印する要因として，それ以外のマスターベーションをするだとか，アダルトのビデオを見るっていうのは自分の中ではもう解禁しています。とにかく再犯しないというのを，これからの目標にしています。家族にもいろいろ迷惑かけましたので，何とかクリニックに通いながら，完治は無理としてもいわゆる健常者に近づけるようにしていきたいと思います。以上です。

司会：ありがとうございました。お願いします。

L：皆さんこんばんは。

参加者：こんばんは。

L：Lと言います。僕の問題行動は，電車内での痴漢行為です。今日は初めて参加させてもらうのでよく分からないんですけど，僕の中で回復っていうのは，今回6月に問題行動を起こしてしまって捕まってしまったんですけど，それが以前もあって，6年ぶりなんですね。それで捕まって周りの人に迷惑をかけていろいろと考えたんですけど，やっぱりどうしてまたやってしまったかという風に考えると，前にやった時に捕まった時の思いがだんだん6年経って薄らいできているのかなというのがあります。それと合わせて女性の方に，お金をだまし取られたというのもあって，その復讐心でまたやってしまったという思いがあります。やはり，あの前回捕まった時の辛い思いとかそういう思いがずっ

と持ち続けられなかったのが，今回起こしてしまった原因かと思いますので，僕にとって回復というのはそういう思いを今後ずっと持ち続けられて，周りの方に迷惑をかけないとか，事実考えてしまうのはしょうがないのかなと思っていて，それを実際行動に移さないようにする，ということができることだと思っています。以上です。

司会：ありがとうございました。次の方またお願いします。
M：こんばんは。
参加者：こんばんは。
M：Mと申します。僕の問題行動は路上での痴漢行為・猥褻行為になります。ちょうど6カ月位前ですかね，警察に逮捕されて，今実を言うと保釈中の身なんですけど，その時に弁護士さんにこのグループを紹介していただいて，今月から参加させていただいてます。

　今回のテーマを回復ということで言うと，自分の中で何をもって回復と言っていいのか，問題行動を起こさないということが回復なのか，そもそもそういう欲求を持たないということが回復なのか，それは自分の中では回復というものが何なのか，それを考えてるような状態なので，自分にとってのゴール地点というのも，まだまだ明確ではないんですけど，過去にも警察にご厄介になったことがあって，その時も自分自身辛い思いもしたし，家族にも……。その時僕は大学に通っていたんですけど，その大学も卒業間近で退学をしまして，いろいろな人に迷惑をかけて，絶対やらないぞと，そう心に決めたのに，また何年か経って同じ事をやってしまった。その間というのは，実際自分の中で警察に捕まったというのもあるんでしょうけど，問題行動を起こしたいという気持ちは薄らいでました。でも，多分何かのきっかけでそれが再燃してしまった。

　まだ参加したばかりなので，実際このグループでどういったことをやっているのか，どこに向けてこういうミーティングをしているのかというのも正直なところ，理解しきれてないんですけど，今までは警察の方だったり親だったり，絶対やるなよと，反省して全うに生きなさいと，そんなことばかり言われてき

て，でも，ここではちょっとそういったこととは違う，もっと内面的な，そういったところから治していこうという，そういう取り組みだと思うので，自分にとって新しい今までにない環境かと思っています。さっきお話した通り，今現在進行形で今後の処分が決まる状態なので，この後参加し続けることができるかどうかというのが，ちょっとまだはっきり分からない状況ではあるんですけど，今までの4回ほど参加させていただいた中で，自分の心の部分で今までとは少し違うかと，そんな実感が湧いてきてるので，できることであればこのまま継続して，回復というのはどういうものなのか，自分でもしっかり理解した上でそこに向けて頑張っていきたいと思っています。以上です。

司会：はい，ありがとうございます。次お願いします。
N：皆さんこんばんは。
参加者：こんばんは。
N：Nと申します。私の問題行動は盗撮です。8月に4回目の逮捕をされまして，9月からこちらに繋がって約半年弱というところです。今回のテーマの回復とは，というところなんですけども，私の場合ですと，9月こちらに繋がってから，盗撮したいなという気持ちは幸い起きず，再犯もせず今まで繋がってはいます。しかし，回復したかと言われると正直回復はしていないかなと思います。

というのも，今盗撮したいなという風に思わないのは，仕事が忙しいからというところと，こちらに通って何で自分はしてしまったのかという，被害者の方に迷惑をかけてしまったことを，改めて思い返すことができるからだと思います。もし仕事の都合で転勤になったりとかで通わなくなってしまった時に，果たして同じように盗撮しないという気持ちを維持できるかというと，それはちょっとまだ自分の中では疑問を感じています。

来年1年も引き続きこちらに通わせていただいて，本当に盗撮したい気持ちがなくなるようなことはないと思うので，盗撮したいと思ってしまった時に自分がどう向き合えるかというところを，しっかり見極めて，カバーできるようにするということが，最終的な回復かと思いますので，こちらに通い続けな

がらも自分が盗撮しないためのリスクというのももちろん勉強して，さらに自分が盗撮したくなってしまったとか，そういう問題行動を起こしてしまいたいという風に思った時に，自分がどういう風にそこに向き合えるかというところを，具体的に見つけられたらと思っているので，引き続きこちらで勉強したいと思ってます。それが回復かなという風に私の中で思います，以上です。

司会：はい，ありがとうございます。次の方お願いします。
O：こんばんは。
参加者：こんばんは。
O：Oと申します。自分の問題行動は盗撮です。6月に捕まりまして，以後約5カ月経過しました。捕まったのは6月ですけど，その時が初めてというわけではありませんので，そういった意味合いでは前から，ずっと継続して問題行動をやっていたという状況でした，主に電車の中で問題行動をやってたんですが，当時は会社に行くために家を出た後は，頭の中とか視線ですかね，自分の視線にはそれだけしかなくて，本当に気持ち的にも余裕がない状態だったんですけど，捕まった後最初の内は電車乗っても本読んだり寝たりして意識をして周りを見ないようにはしてたんですが，最近は若干余裕ができてきたのかどうか分かりませんけど，普通に周りを見られるようになったという感じがあります。それが少なくとも悪い方向には行ってないなという気はしてるんですけども，回復っていう言葉に値するかどうかは，まだ今のところ自分では分かりません。以上です。

司会：はい，ありがとうございます。じゃあ最後，お願いします。
P：皆さんこんばんは，Pです。
参加者：こんばんは。
P：私の問題行動は電車内の痴漢行動です。15年前に一度捕まりまして，その時は罰金刑という形でした。2度目が去年の7月に捕まりまして，今現在弁護士を通じて検事からの呼び出しを待ってる状態です。今回のテーマの回復です

けど，私自身では回復と言えるかどうか分かりません。さっきも誰かが言ってましたけど，今現在ではその状況・リスクにならないような行動をしてるということです。それが続けば回復と言えるのかどうか。

　2年前にもそういうことをしてやってるわけで，それが突然とまた出てしまったというのは，その過程の中ではいろいろとありまして，仕事上では今まで管理職をやってたのが一事務というか年齢によって外されて，一般の人と同じような仕事をするようになったということがまず一つプレッシャーというか，ストレスになったし，かつ部下だったものが上司になって，その上司から指示を受けるっていうのが，やはり自分でプライドはないと思ってたんですが，やっぱりそこでプライドがあるということがプレッシャーになった。そういう日々の繰り返しの中で，家では帰っても何にもやる気がなくてただ単純にテレビを見ながらっていう日々を過ごしていた時だったんで，その中でたまたま事件を起こした時には，混雑した車両に乗ってしまって何も考えずに，目の前にいた女性に触ってしまったというような状況でした。もう頭の中が真っ白になった。その日何故そういうことを起こしたかというと，結局自分でやる気がない状態の中で妻との話の中でも，何となく面白くない，結局何やるにしても嘘をついて違う話をしたりとか，それを問い詰められてまたプレッシャーになったりという繰り返しの中で，日々過ごしていた。そういう状況の中で目の前にある女性がいた時にバッと，要するにストレスを解消するというんじゃなく，刺激を求めたんだと思う。

　結局何年経ってもこの病気というのは，完治するのは難しいと思います。今現在何しているかというと，こういうところに来て忘れないようにするということと，それからそういうリスクを回避する行動計画をたてるということを今徹底してやっています。そういう状況になることが今はない。それが回復と言えるかどうかというと難しいと思います。ただ自分でそういう状況にならないような行動をしているということだと思います。以上です。

司会：はい，ありがとうございます。では時間がきました。このセッションは今年最後になりますので，一年間ありがとうございました。また来年もよろしくお願いします。お疲れ様でした。

参加者：ありがとうございました。

性暴力被害者の支援と治療

——淺野　敬子（武蔵野大学大学院人間社会研究科）・
　　小西　聖子（武蔵野大学人間科学部）

　2010年に日本で最初の性暴力被害者のためのワンストップ支援センターである「性暴力救援センター・大阪」が設立されて以降，各地域で設立の動きがあり，性暴力被害者の支援と治療は新たな段階を迎えている。拙稿では，はじめに，性暴力被害の実情や被害によってもたらされる影響について概説する。つぎに，筆者らが行っている性暴力被害者の精神医学的心理学的治療について述べるとともに，ワンストップ支援センターとの連携について述べる。なお，本文では警察に届け出ているか否かに関わらず，性暴力[1]を受けた者を性暴力被害者（以下，被害者ともいう）とし，被害者のうち，主として女性のレイプ被害者に対する治療および支援に関して述べる。

I　性暴力被害の被害率

　2012年の我が国における強姦の認知件数は，平成25年版犯罪白書によると1,240件（人口10万人当たりの被害発生率1.8%）となっている（警察庁, 2013）。一方，性的な犯罪被害では警察に届け出る割合が低く，暗数が多いことが知られている。法務省が4年ごとに行っている犯罪被害実態（暗数）調査によると，個人に対す

---

1) WHO（World Health Organization；世界保健機構）は性暴力被害を「強制を用いて人のセクシャリティに対して行われる性的行為のすべて（望まない性的発言，性的誘惑，人身売買を含む）であり，家庭や職場などの場所や被害者との関係を問わない」（一部筆者が要約）と定義している。性暴力被害には，強姦，強制わいせつ，子どもへの性的虐待，配偶者やパートナー間の性的暴力，ストーカー，セクシャルハラスメント，人身売買が含まれる（World Health Organization, 2011）。

る犯罪被害のうち，被害の申告率は，強盗は65.6%，窃盗は37.5%，暴行・脅迫は36.8%であるのに対し，性的事件[2]は13.3%と犯罪態様のうち最も低い申告率であった（法務総合研究所，2008）。

　被害の実態については，内閣府がおよそ3年に1度行っている調査結果に示されている。平成23年に実施した調査（内閣府，2006）では，「異性から無理やりに性交された経験が1度でもある」と答えた女性は7.6%であった。これは15人に1人の割合となり，少ない数字ではない。また，「異性から無理やりに性交された経験が1度でもある」と答えた女性のうち，「どこにも（誰にも）相談しなかった」と回答した人は67.9%であり，3分の2の女性はどこにも（誰にも）相談していなかった。誰かに（どこかに）相談した女性のうち，友人知人に相談した人は18.7%，家族や親戚に相談した人は9.7%，警察に連絡・相談した人は3.7%であった。警察に相談しても被害者が被害届を提出しないことや警察に受理されないこともあるから，警察が公表している強姦の認知件数は被害のごく一部であると推測される。

II　被害による影響

　性暴力被害の精神的影響については，1970年代よりrape-trauma syndromeとして指摘されている（Burgess & Holmstrom, 1974）。レイプ被害は，戦闘，事故，災害など他の外傷的出来事の中でも特にPTSD（posttraumatic stress disorder；外傷後ストレス障害）の発症率が高いとされている（Kessler et al., 1995）。2013年5月に改訂されたDSM-5では，PTSDの診断基準として，出来事を死，重症，性的な暴行の3種類とし，性的な暴行またはその脅威はPTSD発症の前提となる出来事として明記された（A基準）。症状は，従来から項目にあった侵入症状（B基準），回避症状（C基準），過覚醒症状（E基準）に加え，認知や気分の否定的変化（D基準）が新たに項目として立てられた。

---

[2]「性的事件」とは，強姦（未遂を含む），強制わいせつ，不快な行為（痴漢，セクハラなど）を指し，日本の刑法上必ずしも処罰の対象とはならない行為も一部含まれる（法務総合研究所，2008）。

解離症状は必ずしも PTSD に必発の症状ではないが，性暴力の被害者の場合には，被害の最中あるいは被害直後から解離症状が起きていることが多い。このほか，PTSD にはうつ病（Burgess & Holmstrom, 1974；Frank & Stewart, 1984），パニック障害（Frank & Stewart, 1984），アルコール等物質乱用（Kilpatrick et al., 2000；Kilpatrick et al., 1997）を併存する率が高い。自傷行為が増え，自殺念慮が高まることもあり（Tomasula et al., 2012；Waldrop et al., 2007；Ullman et al., 2002），自殺関連行動のリスクについて把握することが必要である。

　被害による影響は，心身への影響のほか，被害者の考え方や行動にも大きな変化を生じさせる（淺野ら，2014）。これらの被害後の反応は，すべての被害者が経験するものではなく，被害の直後に現れることもあれば，1 年以上経過してから現れることもあるなど個人差がある。

Ⅲ　被害後まもない時期に特に必要な対応

　被害後まもない時期の被害者に出会う機会が多いのは，警察のほか，民間の被害者支援団体や後述する性暴力被害者のためのワンストップ支援センターであると考えられる。どの機関であっても，はじめに再被害の可能性がないかなど被害者の身の安全を確認し，身体的ケアを行うことが優先される。急性期の被害者が最初に訪れる場所が精神科である確率は低いと思うが，警察や産婦人科についてある程度の知識を持っておくことは必要であろう。警察に届け出をしていない被害者には，産婦人科医等医療機関の受診の必要性について確認することが必要である（中島ら，2013）。被害直後には妊娠や性感染症などの防止の観点から被害者に対して産婦人科の受診の有無を確認し，その必要性について話し合うことも必要である。とくに，妊娠予防については，被害後 72 時間以内に緊急避妊ピルを内服することを選択できるため（佐々木，2012），被害からの日数を確認し，被害者本人の意思を尊重して，要望があれば産婦人科に紹介することが必要である。また，産婦人科の診察および治療は，性感染症や妊娠の予防など身体の保全のために必要であるほか，後日，被害届を出す場合や民事訴訟を行う際に，診療記録などは被害の証拠として提出できる可能性がある。刑事訴訟や民事訴訟は被害者

のその後の精神的な回復と大きく関係するため，被害後，被害者は混乱していることが多いものの，可能な限り丁寧に説明して，本人の意思で産婦人科の受診について選択できるよう支援できるとよい。このような話をする余裕がなければ，性暴力被害者支援をしてくれる機関を紹介する必要がある。

被害後数週間から数か月後に精神科を受診した際は，本人が話せる範囲で被害の概要や症状について聴き，診断する。原則として被害後3カ月くらいまでは自然回復が見込めることが多いため，筆者らはその見通しを本人に伝え，回復を促進するような心理教育，あるいは認知行動療法的介入を行っている。3カ月以上たってもPTSD症状が持続している場合にはさらに積極的にトラウマに焦点化した心理療法を進める。

IV 心理教育

被害者に対する心理教育は重要である。心理教育では，被害者の訴える症状や診察場面でみせる様子に合わせて，被害から生じる心身の反応について伝えていく。被害者に対する心理教育の目的はおよそ次の4つである（飛鳥井，2002）。

1. 症状の理解

自分の症状について理解し，症状に対処できるようにする。被害者は，被害後から起きているさまざまな変化を体感しているが，医療者が思っているほど，被害による反応や症状であると本人が自分の症状を客観視して認識していることは少ない。被害によってどのような変化が生じたかを知り，被害によってもたらされた症状であると知ることで，症状を外在化することができ，回復への第一歩となる。

2. ノーマライゼーション

症状を「異常な事態に対する正常な反応」としてノーマライズすることで，症状に対する不安を緩和する。「自分はおかしくなってしまって，もう治らないのではないか」と思っている被害者は多く，そうではないことを医療者など支援の

専門家が保障する。

3. 機能不全思考の理解

自責感，羞恥心，自信喪失，不信感などの感情が，トラウマによって生じたものであることを理解し，これらの考えと一定の心理的距離がとれるようにする。とくに性暴力の被害者は，治療に訪れるまでに二次被害を受けてこれらの感情が強化されていることも多い。例えば，治療者や治療方針に対しても不信感を抱くこともある。被害者が治療を継続する上でも被害者のもつ機能不全思考を治療者側が理解する。

4. 症状回復への見通しをもつ

時間とともに症状の多くが軽快することを知ることで，自分の本来の機能の回復に努められるようになる。同時に，症状が増悪する可能性についても事前に伝えるようにする。例えば，被害を通告している被害者は刑事手続き上，警察や検察からの事情聴取や実況見分，裁判での証言などでさまざまな症状が再燃する。治療においては事前に予測し，次回の予約を早める，症状が再燃した場合の対応を考えるなど，対処方法についても相談するようにする。

筆者らは，実際の臨床ではアセスメントツールやその結果を心理教育の道具としても使うこともあり，時間のない臨床では有効である。PTSD 症状を測る IES-R (Impact of Event Scale–Revised) や解離症状を測る DES (Dissociative Experiences Scale) などの自記式尺度を利用して理教育を行うことも多い。被害者がチェックした項目について具体的な PTSD 症状や解離症状を聞き，症状にそった心理教育を行う。また，PTSD の構造化診断面接法である CAPS (Clinician-Administered PTSD Scale；PTSD 臨床診断面接尺度) を行うことが心理教育的に働くこともある。CAPS は PTSD 症状について網羅的に評価することができる。自記式尺度や CAPS を実施することで，被害後，自分に症状が生じていることにはじめて気がつく被害者も多い。1 カ月後，3 カ月後，6 カ月後と定期的に評価することで，被害者の症状の変化について治療者と被害者が共有し，治療方針を

表2　解離症状を起こしている可能性が高い被害者の様子

(1) 受け答えが自動的である
(2) 動きが止まり，視線が一点を見つめている。
(3) 無表情になっている。
(4) 感情表出が乏しく，淡々と話をする。
(5) 目が半開きになっている。
(6) まばたきが多い
(7) 寝てしまう。
(8) 被害の話をしているにもかかわらず，にこにこ笑っているなどその場に不適切な表情をしている。

吉田（2008）より引用

確認する機会とすることも有用である。

　また，心理教育の際に心がけることは次の4つである（吉田，2008）。

①一方的に症状の説明をするのではなく，被害後によく生じる心理的な反応を被害者の症状に合わせて伝える。また，被害者の症状を医療者が決めつけるのではなく，被害者自身に症状を話してもらうようにする。

②症状など困っていることだけ聴くのではなく，気晴らしの方法や少しでも興味が持てるもの，すでにできていること，工夫していることなども聴くようにする。

③被害者が工夫した対処法については，その方法で自分を守ってきた方法であることは認める。有効な対処法は尊重し，改善する必要があれば新たな対処法を一緒に考える。

④日常生活と被害者の精神症状を具体的に把握し，アセスメントした結果を伝える。

　例えば，感情麻痺や疎隔感を伴う解離症状を起こしている可能性が高い被害者の様子（表2）が見られた場合は，「今少しぼーっとしていますか？」「少し淡々とお話されているように見えますが，どうですか？」などと尋ね，その状態が解離症状であることを確認し，「今，ここで」起こっている症状やなぜ症状が現れるかについて心理教育していく。その際，学校や職場など他の場面でも症状が起きている可能性がないか，症状が起きている場合にはどのように対処しているの

かを聴く。被害者がとっている対処法を尊重しつつ，解離症状を解くのに役立つストレッチや冷たい飲料を飲むなど，他の対処法についても伝える。また，解離症状は短期的には被害者を守る機制もあるが，長期的に続くと日常生活で困ることもあることなどを伝える。

V PTSD症状の治療

PTSDの治療では，トラウマに焦点化した認知行動療法であるPE療法(Prolonged exposure therapy) をはじめ，CPT (Cognitive Processing Therapy；認知処理療法)，EMDR (Eye Movement Desensitization Restructuring；眼球運動による脱感作と再処理法) などがエビデンスのある治療法として推奨されている (エドナら，2013)。

しかしながら，これらの定型の治療法は現実の臨床の枠組みの中で行うことはなかなか困難である。筆者らは，通常診療の枠内で治療を行う時には精神科医師と臨床心理士とが連携しながら，回避が起きたり持続する仕組みについて心理教育し，PE療法の主要素の一つである現実エクスポージャー法 (エドナら，2009) を用いて，被害者が回避している場所，物，状況へ安全に向き合っていけるように治療をすすめている。被害者の症状や日常で困っていることについて一緒に不安階層表をつくり，SUDS (Subjective Units of Discomfort；苦痛の主観的評価点数) を用いて被害者が自身の苦痛についてモニタリングできるようになると，不安や苦痛に圧倒されるだけの状況から，それを観察し，取り組むものとして扱うことができるようになる。PTSDの慢性化をもたらす要因が，回避症状による新たな学習の阻害であるとすれば，それを克服する方法があることを被害者が体感することは，臨床的には大きな効果をもたらすと感じる。ただし，これらの治療法のエビデンスは定型治療に関して存在するものであるから，現在のところ，これは単なる診療の工夫レベルに留まっている。また，この方法だけですべての被害者のPTSD症状が軽快するわけではない。

VI 薬物療法

　PTSD の薬物療法としては，米国では SSRI（選択的セロトニン再取り込み阻害薬；serotonin selective reuptake inhibitor）のうち，パロキセチンとセルトラリンが米国 FDA（食品医薬局）に認可されている。他の抗うつ剤や否定形抗精神病薬の効果を示す報告はあるが，推奨レベルは低い。なお，パロキセチンは，2013 年 11 月に日本においても公知申請により，PTSD の効能・効果で厚生労働省より承認を受けた。被害者の多くは不安が高く，不眠も見られるので，ベンゾジアゼピン系の抗不安薬，睡眠薬が一時的に役に立つこともあるが，PTSD そのものはよくならない。自然回復の助けとして使用するのが原則だろう。また，抗不安薬がトラウマ回避的に使われる恐れもあることに留意すべきである。薬物療法については，日本トラウマティック・ストレス学会が発刊した「PTSD の薬物療法ガイドライン：プライマリケア医のために（第 1 版）」（一般社団法人日本トラウマティック・ストレス学会，2013）および「PTSD 初期対応マニュアル：プライマリケア医のために（第 1 版）」（一般社団法人日本トラウマティック・ストレス学会，2013）を参照されたい。

VII 性暴力被害者のためのワンストップ支援センター

　欧米では 1970 年代から，女性運動の流れを受けて，性暴力被害への直接支援を提供するためのレイプ・クライシス・センターがボランティアによって設立された。レイプ・クライシス・センターは時代によって組織の構造や機能などが変化してきているが，直接的支援については大きな変化はないと言われている。レイプ・クライシス・センターの多くは無料で危機介入サービスを提供し，主なサービス内容は，(a) 24 時間緊急ホットライン，(b) 集団または個人のカウンセリング (c) 法的および医療的なアドボカシー支援である（Jessica & Rebecca, 2011）。性暴力被害者は二次被害を受けることが多く，二次被害は被害後のメンタルヘルスにも影響を与えるため（Campbell et al., 2001），性暴力被害に理解のある支援者が支援を行うことは重要である。

表3 性暴力救援センター・ワンストップ支援センター一覧

	名　称	電話番号・ULR・相談受付時間
北海道	性暴力被害者支援センター北海道（SACRACH）	050-3786-0799　http://sacrach.jp 月〜金13時〜20時　土日祭日・12/29-1/3除く
福島	性暴力被害救援協力機関（SACRAふくしま）（SACRAホットライン）	024-533-3940　http://www.vsc-fukushima.net/sacra 月・水・金10時〜20時，火・木10時〜16時 土日・祝祭日　年末年始を除く
東京	性暴力救援センター・東京（SARC東京）	03-5607-0799　http://mobilesaq-en.mymp.jp/ 24時間ホットライン
東京	レイプクライシスセンターつぼみ	03-5577-4042　http://crisis-center-tsubomi.com/ 月〜金14時〜17時　祝日除く
愛知	ハートフルステーション・あいち	0570-064-810 月〜土9時〜20時（ただし，愛知県内から通話可能）
大阪	性暴力救援センター・大阪（SACHICO）	072-330-0799　http://www.sachico.jp/ 24時間ホットライン
兵庫	性暴力被害者支援センター・ひょうご	06-6421-0991　http://1kobe.jimdo.com/ 月〜金9時30分〜16時30分　土日祝・年末年始休み
和歌山	性暴力救援センター和歌山わかやまmine（マイン）	073-444-0099 相談・医療9時〜17時（土日〜16時30分，祝日・年末年始除く） 緊急医療9時〜22時（年末年始を除く）
島根	しまね性暴力被害者支援センター「さひめ」	0852-28-0889 http://sahime.onnanokonotameno-er.com/
佐賀	性暴力救援センター・さがmirai	0952-26-1750　http://www.avance.or.jp/mirai.html 月〜金9時〜17時（救急受診はこの限りではない）
福岡	性暴力被害者支援センター・ふくおか	092-762-0799 9時〜24時（年末・年始を除く）

2014年3月現在，筆者の確認による

　我が国では，2010年に我が国最初のワンストップ支援センターである「性暴力救援センター・大阪」（略称：SACHICO）が開設された。2012年には内閣府が性犯罪被害者の身体的，精神的被害の回復のための対策としてワンストップ支援センターの設置を促進するために，「性犯罪・性暴力被害者のためのワンストップ支援センター作成の手引き」（内閣府，2012）（以下，手引き）を策定した。ここでいうワンストップ支援センターとは，「性犯罪・性暴力被害者に，被害直後からの総合的な支援（産婦人科医療，相談・カウンセリング等の心理的支援，捜

査関連の支援，法的支援等）を可能な限り一か所で提供することにより，被害者の心身の負担を軽減し，その健康の回復を図るとともに，警察への届出の促進・被害の潜在化防止を目的とするもの」である。その後，筆者の確認する限り，2014年3月現在，11か所の性暴力救援センターが開設されたりワンストップ支援の協力機関として連携がすすんでおり（表3），千葉県，沖縄県など，現在設置を進めている地域もある。東京では性暴力救援センター・東京（通称：SARC東京）が2012年6月に設立され，筆者らはSARC東京から紹介を受けた被害者の治療を行っている。被害者支援の内容は多岐にわたり，例えば被害者が刑事司法手続きを行えるように支援することは，被害者の精神健康の回復のためにも重要である。しかし，通常診療内でそれらの対応ができる時間や人員は限られている。病院や警察への付き添いから弁護士の紹介などまでをSARC東京の支援員に委ねられることで，筆者らは診察と治療に集中することができる。また，支援員が診察前後に付き添いをすることで，被害者は精神科診療に偏見を抱いたり回避したりすることなく，安心して通院しているように思われ，支援員の果たしている役割は大きいと実感している。ワンストップ支援センターが各地で開設されるに伴い，被害者への急性期介入および中長期にわたるPTSD症状等の治療の需要も増えると考えられ，被害者の治療に精通した医療者の増加が望まれる。

文　献

American Psychiatric Association（2013）Diagnostic and statistical manual of mental disorder:DSM-5. Arlington:American Psychiatric Association; 271-80.

淺野敬子, 中島聡美, 金吉晴（2014）ひとりじゃないよ―あなたのこれからのための情報支援ブック―．（独）国立精神・神経医療研究センター．http://www.ncnp.go.jp/nimh/seijin/www/index.html（参照 2014-04-01）

飛鳥井望（2002）PTSDの治療学　心理社会的アプローチ．臨床精神医学増刊号 ; 105-110.

Burgess AW, Holmstrom LL（1974）Rape trauma syndrome. Am J Psychiatry, 131; 981-986.

Campbell, Rebecca Wasco, Sharon M. Ahrens, Courtney E. Sefl, Tracy Barnes, Holly E.（2001）Preventing the'second rape':Rape survivor's experiences with community service providers. Journal of Interpersonal Violence, 16（12）; 1239-1259.

エドナ・フォア, バーバラ・ロスバウム, エリザベス・ヘンブリー．金吉晴, 小西聖子監訳（2009）PTSDの持続エクスポージャー療法―トラウマ体験の情動処理のために．星和書店．

エドナ・フォア,テレンス・キーン,マシュー・フリードマン,ジュディス・コーエン.飛鳥井望監訳(2013)PTSD治療ガイドライン第2版.金剛出版,77-92.
Frank E, Stewart BD.(1984)Depressive symptoms in rape victims. A revisit. J Affect Disord, 7; 77-85.
法務総合研究所(2008)平成20年版犯罪白書 http://www.moj.go.jp/hakusyo_index.html(参照 2014-03-31)
一般社団法人日本トラウマティック・ストレス学会(2013)PTSD初期対応マニュアル―プライマリケア医のために第1版.http://www.jstss.org/(参照 2014-03-31)
一般社団法人日本トラウマティック・ストレス学会(2013)PTSDの薬物療法ガイドライン―プライマリケア医のために第1版 http://www.jstss.org/(参照 2014-03-31)
Jessica Shaw and Rebecca Campbell.(2011)Surviving sexual violence: A guide to recovery and empowerment. Bryant-Davis, Thema(Ed.)Lanham, MD, US:Rowman & Littlefield; 112-128.
警察庁(2013)平成24年の犯罪情勢 http://www.npa.go.jp/toukei/seianki/h24hanzaizyousei.pdf(参照 2014-03-31)
Kessler RC, Sonnega A, Bromet E, et al.(1995)Posttraumatic stress disorder in the National Comorbidity Survey. Arch Gen Psychiatry, 52; 1048-60.
Kilpatrick DG, Acierno R, Resnick HS, Saunders BE, Best CL.(1997)A 2-year longitudinal analysis of the relationships between violent assault and substance use in women. Journal of Consulting and Clinical Psychology, 65; 834–847.
Kilpatrick DG, Acierno R, Schnurr P, Saunders B, Resnick HS, Best CL.(2000)Risk factors for adolescent substance abuse and dependence: Data from a national sample. Journal of Consulting and Clinical Psychology, 68; 19–30.
内閣府(2006)男女間における暴力に関する調査報告書 http://www.gender.go.jp/e-vaw/chousa/danjokan/h1804top.html(参照 2014-03-31)
内閣府(2012)性犯罪・性暴力被害者のためのワンストップ支援センター開設・運営の手引.http://www8.cao.go.jp/hanzai/kohyo/shien_tebiki/index.html(参照 2014-03-31)
中島聡美,成澤知美,淺野敬子,ほか(2013)犯罪被害者に対する急性期心理社会支援ガイドライン.東京:独立行政法人国立精神・神経医療研究センター精神保健研究所成人精神保健研究部;1-46.
佐々木靜子(2012)性暴力・性犯罪とその対応:医療現場における性暴力被害者支援.日本性科学会雑誌,30(1・2);21-24.
Tomasula JL, Anderson LM, Littleton HL, et al.(2012)The association between sexual assault and suicidal activity in a national sample. Sch Psychol Q, 27; 109-119.
Ullman, Sarah E;Brecklin, Leanne R.(2002)Sexual assault history and suicidal behavior in a national sample of women. Suicide & Life — Threatening Behavior. Summer, 32(2);117-130.
Waldrop AE, Hanson RF, Resnick HS, et al.(2007)Risk factors for suicidal behavior among a national sample of adolescents: implications for prevention. J Trauma Stress, 20; 869-879.
World Health Organization(2011)Violence against women–Intimate partner and sexual violence against women. Geneva, World Health Organization.
吉田博美(2008)性暴力被害者のメンタルヘルスと治療.(小西聖子編著)犯罪被害者のメンタルヘルス.誠信書房,144-70.

性犯罪被害者支援（弁護士の立場から）

—— 大澤　寿道（東京ヴェルデ法律事務所）

I　はじめに

　犯罪被害者が，法的にどのようなことができるかということを簡単に述べれば，
①刑事事件として〜捜査機関や裁判所に対し，加害者が犯した犯罪について，刑罰を科すことを求める（ただし，裁判所に対し求めることができるのは，下記に記載する被害者参加の場合である）。
②民事事件として〜加害者に対し，受けた損害の賠償を求める
ということができる。

　しかし，被害者は，実際に，刑事事件の手続がどのような流れになるかということがわからないことが多く，また，民事事件としての損害賠償請求を行うにしても，どのように行えば良いのかということについて，よくわからないということが一般的である。

　そのような場合に，犯罪被害者の事案を専門的に扱っている弁護士に相談をしてもらえれば，刑事事件の手続の流れや民事事件としての損害の賠償請求を行う方法の説明を受けることができ，また，実際に被害者が望む手続や方法についての協力を受けることができる。

　今回のテーマは，性犯罪被害者の支援であるが，その前提として，犯罪の被害に遭った被害者がどのような状態になるかという点についての説明を行い，また，刑事事件の手続や民事事件としての損害賠償請求など，それぞれの場面における弁護士によるサポートの内容について，特に性犯罪の被害者ということを念頭において説明していく。

Ⅱ 性犯罪の被害に遭った被害者の状態について

　そもそも，性犯罪以外の犯罪の被害者であっても，多くの被害者は，ある日，普通に生活をしていたところ，突如として犯罪に巻き込まれるため，（巻き込まれた犯罪の内容にもよるが）精神的に不安定な状態となることがある。

　まして，性犯罪の被害者の場合には，他の犯罪被害者の場合と異なり，性犯罪の被害に遭ったという事実について，親や兄弟姉妹，恋人や友人など，親しい存在の人に相談することもできないということが多いため，一人で悩み続けなければならなかったり，また，仮に，相談ができたとしても，興味本位で話を聞かれたり，「あなたにも隙があった」などと，被害者であるにもかかわらず，非難されてしまうなどして，二次被害を受けることも多い。性犯罪の被害者は，他の犯罪被害者に比べて，精神的なダメージが大きく，精神的に非常に不安定な状態となることが多いと言える。

　なお，説明の便宜上，端的に性犯罪の被害者の精神状態を説明しているが，犯罪被害者の精神状態については，実際には，安易に分かると言えるほど単純なものではなく，同様の犯罪被害に遭った者でなければ，本来，分かると言うことはできないのかもしれない。

　しかし，理解いただきたいのは，性犯罪の被害者は，その後の苦しみが一生に亘って続くことも多く，性犯罪は，人の一生を狂わせてしまうほどの甚大な被害をもたらす重罪で，決して犯すべきものではないという事実である。

Ⅲ 弁護士によるサポートの内容について

1. 相談段階において

　上記にも記載したように，性犯罪の被害者は，他の犯罪の被害者に比べて，自らが被害に遭った事実について，親や兄弟，恋人や友人など，親しい存在に対し，なかなか相談をすることができず，また，捜査機関に対しても，申告や相談をすることができないということが多い。もちろん，性犯罪の被害者は，我々，弁護士に対しても，相談できないことも多い。しかし，弁護士の場合には，犯罪被害

者用の電話法律相談を，無料かつ匿名で受け付けるなどしており，犯罪被害者が，比較的相談を行いやすい環境を作っている。そして，犯罪被害者からの相談を受けた場合には，刑事事件の手続や民事事件の損害賠償請求などの説明を行い，被害者が，今後どうしたいかということについてのアドバイスを行うことができる。

2. 捜査段階において

　行われた犯罪が，性犯罪の場合には，その被害者が，事件直後，混乱し，精神的に不安定な状態にあるということが多い。そのため，被害者が，警察等の捜査機関に対し，事件の申告ができた場合であっても，事実や状況などを正確に説明することが非常に難しいことがある。

　性犯罪被害の場合，デートレイプと言われるような知り合いによる犯罪も多いが，被害者が，犯人宅やホテルなどに一緒に行っている場合や，犯人を自宅に招き入れていたようなケースでは，性行為についても同意があったのではなどと誤解をされたり，また，性犯罪と捉えてもらえず，単なる男女間の痴情のもつれによるトラブルに過ぎないなどと誤解を受けることがある。

　また，通り魔的な性犯罪や自宅に進入してきた押し込み型の性犯罪の場合には，到底同意があったとは考えられないことから，捜査機関において，同意があったと疑われるようなケースはごく稀だが，一方で，証拠が少ない場合も多く，混乱する被害者の説明する事実や状況が，二転三転してしまい，捜査がスムーズに進まなくなってしまうこともある。そのような場合において，弁護士が，被害者と話をして，事実や状況を一緒に確認することで，捜査機関に対して，事実や状況を正確に説明しやすくなり，ひいては，捜査自体の進行がスムーズに進むという効果がある。

　なお，加害者の特定ができていないケースや加害者の逮捕など身柄の拘束に至っていないため，被害者が，不安を募らせるケースもあるが，捜査機関において，防犯グッズを貸してくれたり，また，被害者宅近くのパトロールの強化を行ってくれたり，110番をした場合にすぐに被害者によるものと特定して迅速な対応を取ってもらえることもあり，そのような対応を熟知している弁護士が，一緒に

警察に行って，被害者の状況や不安について説明をすることで，そのような対応をスムーズに取ってもらえるという場合もある。

最近の捜査機関においては，性犯罪被害者に対する配慮という点もかなり進み，性犯罪の被害者が，少しでも安心して，捜査機関に話ができるように，専門の女性の捜査官を配置するなど，対応方法の改良も整ってきているが，一方で，捜査機関が，被害者から話を聞く場合に，古くから問題となっている二次被害を生じるという問題も，以前として生じることもあるので，そのような場合においても，弁護士に相談をしてもらえれば，必要に応じて，適した対応を配慮してもらうことが可能である。

3. 通常の刑事裁判において

刑事裁判においては，検察官が，加害者がどのような犯罪を行ったのかということを明らかにして，刑罰を科すために犯罪事実の証明を行い，被害者が，いつも刑事裁判の法廷で，何らかの活動を行うというわけではない。

むしろ，性犯罪の被害者が，刑事裁判の法廷で，実際に何かを行うというケースは少ないが，一方で，絶対にないというわけではなく，場合によっては，証人として証言を求められたり，被害者参加を行うということも考えられる。

ただ，そのような場合に，被害者が最も不安に感じるのは，自分の名前や住所などが，加害者や裁判を傍聴している第三者などに知られてしまうのではということである。

そのため，性犯罪についての刑事裁判では，以前から，被害者の実名が，法廷内で呼ばれることがないように，「Aさん」などという仮名で呼ばれるということが行われていた。

ただし，この場合でも，刑事裁判が提起される際の起訴状など，刑事裁判の記録上は，被害者の本名が記載されていて，加害者側が，刑事事件の記録の写しを取得した場合，被害者の本名が知られてしまったり，また，あってはならないことだが，情報の流出により性犯罪の被害者の個人情報が，第三者に知られてしまうということもあった。

そのため，昨今では，刑事裁判が提起される際の起訴状など，刑事事件の記録上も，被害者個人の名前等の記載を匿名にするということも行われている（この点については，誰に対してどのような犯罪を行ったかということが犯罪事実の特定に必要で，被害者が誰かということが，加害者が刑事裁判できちんと事実を争う上で必要として，被害者の個人名を明らかにすべきという考え方もあるが，インターネットが発達した現在において，個人名がわかることで，その人がすぐに特定されてしまうということがあったり，また，そもそも，全ての事件で，被害者がAさんではなくBさんであるというように，被害者が誰かということが問題になるわけではなく，被害者を特定する上で，個人名によらずに，年齢等による特定などでも足りる場合がほとんどだと考えられるので，被害者名を記載しないということが，もっと柔軟に行われてしかるべきだと考える）。

　なお，刑事事件の裁判においては，現在，被害者参加制度という制度が認められているが，この制度は被害者にとって重要なので，別項目を設けて説明する。

　刑事裁判の手続には，被害者が，裁判所に対し，意見を述べる「意見陳述」という制度（この制度は，被害者が，裁判官や裁判員に対し，犯罪被害によりどのような損害を被ったかを説明するものだが，これにより，被害の実情が裁判に反映され，加害者に対し，適正な処罰が科される）があるが，刑事裁判の法廷に行くのが嫌だと思えば，法廷には行かずに，書面で意見を提出するということもでき，また，刑事裁判の法廷で直接意見を述べる場合でも，一人だと不安だということがあれば，付き添いの人を付けてもらうということもできる。加えて，加害者や法廷の傍聴人から見られたくないということであれば，衝立を立ててもらって遮蔽をしてもらうことも可能である（ただ，付き添いや遮蔽は，事前に裁判所と話をして，了解を得ておく必要がある）。

4．刑事裁判において被害者参加を行った場合において
1）被害者参加制度について

　一定の重大犯罪においては，被害者や遺族らが，裁判に参加するという制度が設けられている。

強制わいせつ罪，強姦罪などに該当する性犯罪においても，対象となっていることから，性犯罪被害者も，被害者参加制度を利用することが可能である。

ただし，被害者において，刑事裁判に参加ができるといっても，被害者個人のみで参加をして，刑事裁判手続を行うのは，負担が大きく，準備も大変であるため，加害者側と同様に弁護士を付けることが認められている。

そして，刑事裁判に参加する被害者が，仮に，経済的に厳しい状態（現在は，「現金，預金等の流動資産の合計額から一定の療養費等を控除した額が150万円未満」とされているが，将来的に変更になる可能性もある）であれば，自らの経済的負担はなく，国選により（国の経済的負担により），弁護士を付けることも認められている。

2) 被害者参加制度により刑事裁判おいて被害者が行える手続について

被害者が，刑事裁判への参加を希望する場合，直接裁判所に対して，その申し出を行うわけではない。

現在の我が国の刑事裁判においては，被害者に当事者としての地位は認められていないことから，被害者が，刑事裁判への参加を希望する場合，検察官を介し，裁判所へ申し出を行い，裁判所が加害者側の意見も聞いた上で，許可するかどうかの判断を行うことになっている。

なお，被害者が，刑事裁判に参加することを認められた場合に行える各手続は，以下に記載する通りだが，この場合においても，それぞれの手続を行う前に，検察官を介して，裁判所に申し出を行い，裁判所が，刑事被告人側に確認をした上で，許可をした場合に認められることになる。

ア 参加し在廷すること

刑事裁判に参加をした被害者は，法廷に在席することができる。

なお，刑事被告人と異なり，被害者は，参加をした場合でも，特に法廷に在席しなければならない義務はなく，在席をしないことも可能である。

特に，性犯罪の被害者の場合，参加をした場合，裁判の傍聴人に好奇の目などで見られるのではなどと不安に感じることも多いが，その一方で，加害者が，刑事裁判でどのようなことを述べるか，また，自分勝手な弁解などを言うのではな

いかなどと気になることもあるため，参加をしたいと考えることもある。

そのような場合に，被害者側で弁護士を付けた状態で，刑事裁判に参加をすれば，被害者自らは法廷に行かずに，依頼をした弁護士のみに法廷に出てもらうことも可能である。

イ　情状証人に対する反対尋問

被害者は，証人が法廷で述べたことについて，尋問することができる。

ただし，現在，この尋問で聞けるのは，犯罪が成立するか否かという事実についてではなく，加害者側の情状（加害者に科す刑の重さをどの程度にするかということに評価を与える事情であり，具体的には，加害者が，被害者に対して，謝罪をしたとか，賠償をしたというような事情を指す）に関してのみということになっている（この点，将来的には，証人に対しても，犯罪が成立するか否かという事実についても質問できるようになる可能性もある）。

ウ　加害者（被告人）に対する質問

被害者は，加害者が法廷で述べたことに対して，質問をすることができる。

この場合は，証人尋問の場合と異なり，情状に関する質問に限定されずに，犯罪が成立するか否かという事実についての質問を行うことも認められている。

エ　論告・求刑としての意見陳述

被害者は，裁判所に提出された証拠を基に，加害者の犯罪事実とその刑罰についての意見を述べることが認められている。

3) 被害者参加の効果について

以前，被害者が，刑事裁判に参加できなかったときには，加害者は，犯罪の事実自体は，否定をしていなかったとしても，情状として，反省や謝罪の言葉を簡単に主張したり，また，事実と異なる被害者側の落ち度などを主張するなどし，それについて，裁判官や検察官も，犯罪事実以外の事情であったため，深くは審理をせずに，簡単に認定されて，判決が下されるということがあった。

しかし，被害者参加が行われるようになり，加害者の謝罪が，実際にどのように行われたかなどを踏まえて，真意に基づくものかどうかということの確認がなされたり，また，被害者側の落ち度の有無についてもきちんと審理されて，事実

確認が行われるようになってきている。

　性犯罪における刑事処分に関しては，裁判員裁判以降，以前に比べて重くなってきているという意見もあるが，実際は，性犯罪事件における職業裁判官のみによる従前の判決が，一般の市民感覚とかけ離れて，軽すぎたと言え，現在の判決は，重くなったのではなく，行われた犯罪とそれによって生じた被害の事情を踏まえ，一般の方の適正な感覚に合致した適正な刑が科されるようになってきたものと考えられる。

5. 損害賠償命令において

　加害者が，被害者に対し任意に損害の賠償金を払わない場合，以前は，被害者が加害者を相手方として，損害賠償請求のための民事裁判を提起しなければならなかった。

　ただし，民事裁判となった場合には，刑事裁判において，殊勝な態度で自らの罪を認めていた加害者が，一転して，被害者の非を述べたり，自らの罪を否定するということも多く，そのような場合には，刑事裁判において，一度審理がなされている内容についても，改めて，被害者が，民事裁判で，一から証明をしなければならなかった。

　民事裁判で損害賠償を請求する場合，被害者は，証拠として示すため，刑事裁判の記録などを，自ら収集しなければならないが，費用や手間など多大な負担を負うことになり，加えて，1年以上の長い期間がかかることもあった。

　しかし，一旦，刑事裁判において適正な審理がなされたにもかかわらず，改めて，もう一度，一から民事裁判で審理を行わなければならないというのでは，余りに無駄であり，また，被害者に対して，多大な負担を負わせることになり，不合理であった。

　そのため，（特定の犯罪の刑事裁判においてですが）有罪の言い渡しがなされた場合，その判決を言い渡した刑事裁判所が，損害賠償についても審理をし，判断をするということが認められた。

　これが，損害賠償命令制度である。

損害賠償命令制度の審理については，原則4回以内という定めがあり，早期に判断されるということが予定されている。
　そして，犯罪事実などについては，刑事裁判ですでに一度審理がなされて事実と認められていることから，証明が不要であり，損害発生の事実についても，通常の民事裁判に比べて，損害賠償命令制度の方が容易に認定されるということがある。
　具体的には，性犯罪被害者の場合，精神的なショックも大きく，事件後に仕事を休む場合が多々あるが，会社関係者に対して，事情を説明していないことが多く，休業損害についての資料を会社からもらうことが難しいこともある。
　そのような場合において，損害賠償命令制度を用いれば，行われた犯罪事実をふまえて，被害者が仕事を休んだということも十分に分かることが多く，また，休業により損害が発生したという事実について，被害者本人の陳述書などにより補完して，休業損害の立証が認められるということも多い。

6．民事裁判において
1）住所の秘匿について
　民事裁判を起こすためには，裁判所に訴状という書面を提出することになるが，訴状においては，損害賠償を請求する当事者の住所を記載するということになっている。
　しかし，民事裁判の場合においても，性犯罪の被害者が，最も避けたいと思うのは，加害者側に自分の住所を知られるということである。
　そのため，民事裁判の場合，訴状記載の被害者（原告）の住所について，委任を受けた弁護士の事務所の住所を記載するという方法を採ることも認められている。
2）遮蔽措置について
　民事裁判においても，被害者が当事者として，法廷で質問を受けるという手続が行われることがあるが，その場合でも，加害者や傍聴席との間に衝立を立て，遮蔽を行うことが認められている。

3）付添について

　この点，民事裁判の場合でも，性犯罪の被害者は，精神的に参っていることが多く，一人では，情緒不安定となることもあるため，誰か（親族や行政などの支援員であることが多い）に付き添ってもらうこともできる。

4）ビデオリンク方式による尋問について

　性犯罪の被害者に対して，尋問がなされる場合，被害者は，周囲の目がある中，また，同じ空間に加害者が居る中で，真実をきちんと説明することが困難であることがあるため，被害者のために別の部屋を設けて，法廷とビデオでリンクさせて，尋問を行う方法がある。

7．その他の場面における性犯罪の被害者支援

　上記で説明をしたように，刑事裁判や民事裁判においては，性犯罪の被害者の住所を秘匿する手続が認められているが，全てのケースが，刑事裁判と民事裁判だけというわけではなく，裁判以外の手続もある。

　その場合でも，性犯罪の被害者が強く思うことは，加害者に自分の住所を知られたくないということだが，弁護士が付いている場合には，被害者の住所を加害者に知られずに，手続きを進めることができる。

　まず，被害者と加害者との間で，賠償についての合意ができた場合，通常，その内容を書面にする場合，被害者自らが署名や押印をする場合には，自らの住所や氏名を記載しなければならないが，弁護士に依頼をしている場合には，弁護士が被害者の代理人として，弁護士の事務所の住所と弁護士自身の署名（記名も可）および押印で合意書を取り交わすことが可能である。

IV　まとめ

　性犯罪被害者が，加害者に対して刑事処分が科されることを求めたり，また，加害者に対して損害の賠償を請求する場合，いずれの手続を行う場合も，本人が行う場合の精神的な負担は大きいことが多く，また，性犯罪の被害者は，自らの住所やそれ以外の個人の情報などを知られて，特定されるということに強い恐怖

を感じるが，その場合に，弁護士に依頼をすれば，被害者の情報が外部に出ることを避けた上で，被害者の代わりに，被害者の望む手続を進めることができる。

　ここで紹介したことは，一部の一般的な手続についてであるが，これ以外にも，個々の事案によって，個別的に行える支援があるので，まずは弁護士に相談されることをお勧めする。

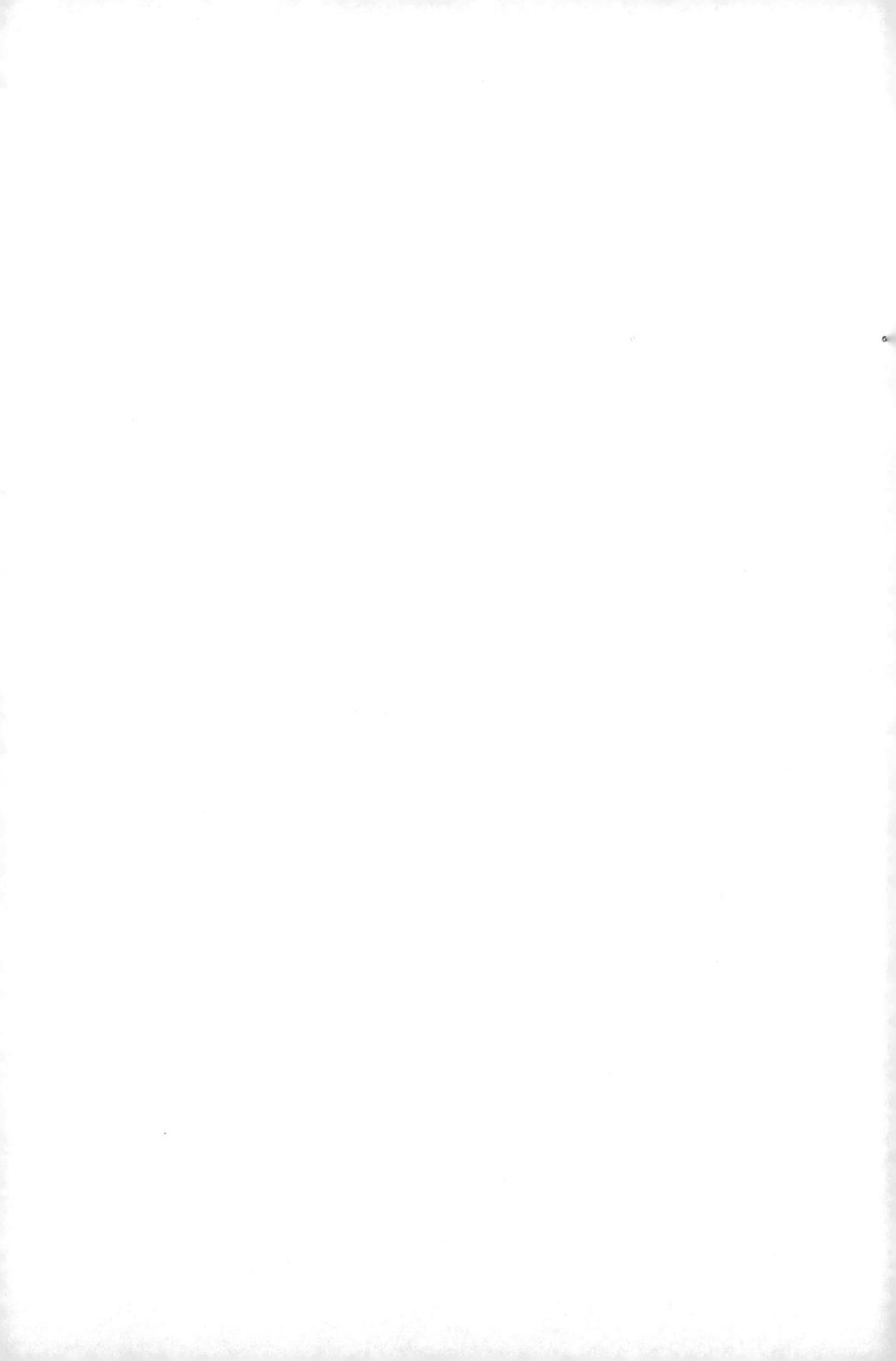

女性スタッフ座談会

《用語説明》

【SAG】→性犯罪再犯防止プログラム

【SFG】→性犯罪加害者家族支援グループ

・司会（男性／精神保健福祉士）……SAG・SFG 父親の会担当スタッフ

・A（女性／看護師）……SFG 母親の会担当スタッフ

・S（女性／ケアワーカー）……SAG 担当スタッフ

・K（女性／精神保健福祉士）……外来インテークスタッフ・SFG 妻の会担当スタッフ

・N（女性／看護師）……SAG・SFG 母親の会担当スタッフ

・F（女性／看護師）……SFG 妻の会担当スタッフ

司会：皆さん今日はお集まりいただきましてありがとうございます。性犯罪再発防止プログラム（通称 SAG）と性犯罪加害者家族支援グループ（通称 SFG）に関わってもらっている女性スタッフの方々にお集まりいただいて座談会をすることになりました。まず最初に自己紹介を含めて，自分が担当しているグループとそのグループに入っている中での感想を順番にお聞きしたいんですけど，A さんからお願いいたします。

A さん：はい，A です。最初はプログラムの担当としてミーティングやレクリエーション，スポーツなどに入っていました。19 時からの SAG だけに参加する外来メンバーに関しては過度に意識して，（マナーとして）じろじろ見ないようにしていたのを覚えています。家族支援グループに関しては，迷いながらも楽しく担当させていただいています。

司会：次は S さんお願いします。

Sさん：はい，最初は私もデイナイトケアのプログラムの方に入ってミーティングだとか，色んなレクレーション込みのプログラムに一緒に入っていました。半年位前から19時からのSAGのオブザーバーというような形で，月に1回ミーティングに入るようになりました。デイナイトケアのプログラムに入ってる時と，夜のSAGのグループに入る時とは少し感じるものが違うところがありますので，その辺も踏まえてお話ができたらいいかなと思っています。よろしくお願いします。

司会：はい，ありがとうございます。Kさんお願いします。

Kさん：私が担当しているのは外来で，患者さまが一番最初にお電話をくれる窓口です。性依存症の方もまずはお電話いただいて，それから受診になりますが，その前に予診といって，患者さまやご家族より概要をお聞きします。主に，どんなことで困ってるのかとか，これまでの経過とか，家族のことや経歴などを聞く役目をさせていただいています。ただ，その後というのは，治療に入ってしまいますので，患者さまがその後どういう経過を辿ったかは，なかなか見えづらいというところではあります。それと他にも，月に1回，「SFG母親の会」を担当させていただいています。性依存の問題に困っている「性依存症の息子を持つ母親の会」として運営しています。おいおいその会のこともお話できたらいいかなと思っています。以上です。

司会：はい，ありがとうございます。Fさんお願いします。

F：はい，Fです。私はアルコール依存症のフロアを担当しています。1年前にSFG妻の会を担当させてもらうことになりました。始めの頃は雰囲気が随分堅かったんですけど，今は落ち着いたプログラムになってきています。以上です。

司会：はい，ありがとうございます。最後はNさんお願いします。

Nさん：はい，Nです。SAGの夜のグループに参加していました。今はSFGに参加していますが，母親がすごく過保護だと思います。自分たちと全然違うなとか，息子は成人しているのにこんなに母親に話をするんだとか，疑問に思うことがたくさんあります。30歳を過ぎているのに逐一全部話すところとか，

その報告がなくて母親が悲しんだりする姿とか不思議ですね。ここを崩していかないと無理ではないかなとか思いながらやっています。
　その他では性依存症の方の性格傾向がすごく偏っていると思います。
司会：どのあたりがですか。
N：皆さんがどのように感じているかっていうのを，出していったらいいかなと思うんですけど。
司会：今お話あったように，そうですね，性格傾向は偏っている……フロアで関わっているSさんどうですか？
S：はい，普段関わってて思うのは，誰でもいい面と悪い面とあるんですけれども，いい面としては「真面目」っていう部分があるのかなと思うんですね。悪い面でいうと真面目なんだけど，その真面目なルールに合ってない人を見ると腹を立てたりする傾向があって，悪く言うと独善的なのではないかと思っています。
司会：他の方はどうですか。Aさんいかがですか？
A：家族会で皆さんおっしゃるのが「うちの子は手がかからなかった，反抗期がなかった」ということです。まさにその通り，やんちゃな感じはありません。私が違和感を覚えたのは本人たちの優越感です。学歴とか成績とかの点ではここにいる他の依存症の人たちより「マシ」と思っているような印象の言動です。
司会：はい，他の方はどうですか。
N：私もそう思います。
S：それはあると思います。
司会：そうだと思います。
N：性格傾向っというよりもちょっと気になったことがあって，そんなに仲がいいのに，何で息子や夫の部屋の中を見ることができないんだろうって思ったんです。
司会：なるほど。
N：奥さんや母親たちは息子や旦那さんのプライバシーだからというのを理由にして部屋に踏み込めない何かがあるのかなって。でも，今日一日朝起きてから

仕事終わるまでの話を事細かく話す家族なのに，何で部屋に入れないのかなと感じました。不思議なんですけどね。

司会：確かに不思議ですね。

S：お話を聞いててちょっと思い出したんですけど，デイナイトケアの方の中で口癖のように「くれない」「くれない」っていうのを聞くんですよ。スタッフが気づいて「くれない」とか，自分が自己主張しなくても気づいて「くれる」っていうのが当たり前だということが根本にあるのかなと感じます。その部分は親子の関わりとも関係あるのかと考えることがあります。

「そんなの言われなきゃ分かんないよ」ってこっちでは思ったりするんですけどね。

司会：じゃあ親が今まで……。

S：やってあげてたのかなあって……想像でしかないですけど。

N：以前印象的だった母親がいて，せっかく私がレールを敷いてあげたのに，それに乗らなかったんですって言った方がいて。母親として，全部決めてあげなきゃいけないって思ってたんだなあと感じました。そんなの当たり前のことだけど，そうは思えなかったんだなあって思って。

K：それは性依存症の方の親の傾向に限られますか？　たとえば他のアディクションの親とかもそうですか？

N：いや，他はあんまりそういう方はいませんね。

K：性依存症の方の親に多いんですね。それがどう息子たちに影響するんでしょうか。

N：この前，Sさんと話しをしていたんですけど，幼少期に公園とかで遊ぶじゃないですか。その時期は自分から声を掛けないと，皆で遊ぶ事は無いけれど，稀に母親が「ウチの子〇君っていうの，おもちゃ貸してあげてね」とか，グループに我が子を入れようとする母親がいるじゃないですか。

参加者：いますいます。

N：ああいうタイプなんじゃないかなって思って。

司会：なるほど。

N：皆放っておくのに，中にはそういう母親がいるじゃない？

参加者：いましたいました。

N：他にも，「ウチの子いたずらしちゃったみたいね。ごめんね」と一緒に謝りにくる母親とか，幼少期にいるんですよ。他の母親達とは少し違うなと感じていたのですが，そういうタイプの母親だったんじゃないかなと感じています。

司会：親が結構世話焼きだということですか？

S：世話焼きとちょっと違うような気もします。

N：過剰に心配性なんですよ。例えばすべり台で皆が遊び始めた時に，自分の子だけ一人で砂場でいたとしたら，「皆がいる所に行きなさい」と子どもに声をかける，それでも子どもが動かないと「この子○君っていうの，お願いね。一緒に遊んでね」と言う母親がいます。そういう母親なのかなと思います。そういう風に育てられていったら全部親がやってくれるから，自分であんまり考えないのではないでしょうか。

F：この前SFG妻の会で，似たようなことを奥さんが言っていました。旦那さんに「自分が帰りたくなるような雰囲気の家にしてもらいたい。そういう気持ちでいる事に気づいてくれなかった」と言われたと。

参加者：ふーん（苦笑）。

F：私は「えっ？」と思ったんですけど，その奥さんは「今は家庭の雰囲気をすごく気をつけて，そしていろいろ気づいてあげられるようにしてるんです」といっていました。ええっ？　て思いながら，今話しを聞いていてそれも同じなのかなって思って……。

K：私はお話を聞いていて思うのは，本人は，ものすごく詳細を話したがるんです。話せる場所が少ないってこともあるのかもしれませんけど。先ほどSさん言ってたみたいに，何とかして「くれない」っていうものがあるのかもしれませんが，『聞いてるのは女性なんだけど，そこまで話しちゃってもいいの？』っていう位，必要以上にこと細かに話してくるんですね。「ちょっと女性には話せません」っていう方って，今までの中で一人しかいないです。たった一人だけです。

　これが話す相手が若い人だったり，男性だと違うのかもしれませんが，私の

年齢的に話しやすいというのもあるのかもしれないです。ただ，臆面もなく話す，そういう傾向は他の疾患と比べて見受けられるように思います。

N：そういえば，思い出した事があります。何年か前に，性依存症のグループに私が入っていた時に遅れてきた男性がいて，最後にその人に回った時に，本当は来るつもりなかったんです。忙しかったからって……。ただ今日は自分に欲求が入っていて，こういう風な話をした時に，今日の女性のスタッフがどんな顔するんだろうってそれを見たくて来ましたって言った方がいました。

司会：気持ち悪いですね。

K：私は女性スタッフとして，性依存症の方に関わっているとき，スイッチをオフにして聞いてるところあるんですよね。だからこれがもっと若かったらきっと無理だったろうって思うんです。以前に，ちょっと気持ち悪いと思ったケースがありました。それは相手がこちらをどう見ているかを知ってしまったケースです。あちらがどういう風に見ているかっていうことを感じながら会話をしているんですよね。こちら側のスイッチがオン・オフっていうこともあるけれど，どんなこと話してこられても，対象外であるという意識が自分の中にあれば一つの病気や病歴として扱えるのかなあとは思ってはいるんですよね。

司会：いや，気持ち悪いですね。

A：性依存症のメンバーは自分の問題行動を話すことを嫌がらない。むしろ好きですよね。

N：好きですね。

S：プログラムでミーティングがなくなって，嫌だと言われるのは，性依存症の方だけですよね。

司会：そうなんですか？

S：他で話せないっていうのもあるかもしれないんですけど，話すことによって何かあるのかなあって。

　話すことによってっていうよりも，話してる自分が好きなんじゃないですか。

N：うーん，そんな気がしますね。

　こういう治療をしていますみたいな，そういう方がいいんじゃないかな。私

たちはもっと皆とコミュニケーションをとっていってユーモアをもってみたいなことをやりたいというかやって欲しいと思う，そこが欠けていると思うから。とやるけど，本人たちはそれは求めていなくて。ミーティングで喋れているのが一番，これ治療だからみたいな感じなのかなって思いますけど。

K：実際そういう中で，回復してるなって思われる事例ってあるんですか？

N：ないように感じます。

司会：止まっている性的逸脱行動という，対象にしている止めないといけない行動が止まってるという人はいますが，ただそれ以上に内面から深まってくるような人はあまり見ないですね。

K：そこの回復のラインってどこで見てるんですか？ 回復は見られないって，どうしてそういう風に思うんですか？

司会：対象行為が止まってる。結局，人間としてあんまり変わってないような感覚的なものですけど。

K：人間として？

司会：成熟していく感じがないというか。

N：やってみようかなという方は少ないですけどね。少ないけれど，一人いたんですよ。自分のフロアだけではなくて，普段自分が声をかけにくい方とあえてコミュニケーションをとっていくと自分で決めて実行した方がいらっしゃいました。だいぶ時間がかかりましたけど，治療者からみると表情や言動が明らかに変化しました。

K：たとえばその方の親とか妻は関わっていますか？

N：SFGに毎回いらしてます。

K：それで親自体は何か変わってますか？

N：親は何も変わってないです。

K：変わってない？

N：はい。

K：そうなんですね。

S：その他に違和感を感じることがあって。30歳超えた方で，もう40近い方だ

と思うんですが，日常の出来事をわざわざ親に言って，親がまたそれについて本人に代わって文句を言ってくることがあって非常に違和感を感じます。

K：親との関わり以外の要因はあるんですかね？　何かここまでだと親の育て方が悪いっていう結論にならざるをえなくなっちゃうじゃないですか。でもきっとそういう関わりした人ばっかりが性依存症ではないと思うんです。他に要因があるとしたら何でしょうか。

N：学生時代にいじめられた経験がある。それもかなり継続的に長期間にわたって。

K：いじめられっ子っていうと小学生とか中学生の時にっていうことですか？

N：はい。

K：そういう体験がどういう影響を及ぼすのですか？

S：関わっていて被害者意識が強い傾向があって，こっちが何か注意や指摘みたいなことを下手にしようものなら，だってスタッフは分かってくれないから，という反応が返ってきてどんどんスタッフが悪いからという形で，こっちが加害者みたいな立場に追いやられてしまうような時があるんですね。自分たちが被害者意識が強すぎて，被害者の気持ちになれないのかなと思ったりすることはあります。

A：家族会で何人かの母親が発達障害について話しています。息子がそう診断されたことで，今まで理解できなかった息子の言動に納得できたと発言している方もいました。

N：母親たちは「本人たちがどんな治療をしていましたか？」や「どんなことを言ってましたか？」や「どんな事をやっていましたか？」と聞いてきますけど，本人たちからは何も聞かれたことがないですね。母親がどんな思いでいるかとか，親にベタベタしているわりに，何も聞いてこないというのも不思議だなと思います。

A：私が家族会の担当であることはメンバーに話してあるので，自分の母親のことを知っているスタッフだと思ってくれているようです。ミーティングで家族会のことを話すこともあります。私とメンバーの中間地点に家族会があり，母

親がいるような感じです。母親を通じて本人への理解が深まったというケースもあります。

N：ものすごく反省してます，みたいな方っていないですよね？

参加者：いないですね。

S：うーん。裁判直前とかは……。

N：それはすごく感じます。

S：「執行猶予になりました，ありがとうございます」みたいなことを言われると，苛立ちというか憤りに近いものを感じるという時があります。

K：裁判前であっても話を聞く機会があるじゃないですか。その時に被害者についてとか，周りについて悩んでいるわけじゃないんですよね。今後の自分について悩んでいるんです。実は家族もそうなんですけど，被害者の話っていうのはほぼ出ないんです。本当に出たら『あっ出た』ってこっちもビックリしちゃう感じです，もちろん家族は目の前に息子がいるっていうこともあるかもしれないけど，息子本人からもまず出ないですね。

F：お母さんたちはどうなんですか。

N：母親は「最近のお嬢さんはスカートが短いですからね。男性もある意味かわいそうですよね」とまるで女性のファッションが悪いと平気で言いますよね。

F：妻の会はやっぱり別ですね。血が繋がってないので，やっぱり被害者よりなんですよ。だから，旦那がやった事は絶対許せないって必ず言いますね。事件から日数が経ってもその事実を思い出すと目も合わせたくないし，会話もしたくなる。あんな事件を起こして何で私に話しかけるのって訳がわからなくなると言う人が多いですね。でも，何で離婚しないんだろう。

司会：あの私も思ったんですがなぜ離婚しないんでしょうか？

F：離婚するかしないかを迷ってる人が多いですね。SFG妻の会で話すことで，ちょっと楽になってなんとかやっている人。あと，はじめは迷っていたけど今は旦那さんと治療のことで話せるようになって，自分が妻の会に来る時は必ずメールをして，そうすると「ありがとう」みたいな返事が返ってくる。これでもいいのかなと思う自分もいるという人もいます。あと，子どもがいる人が多

いのでインターネットの情報で虐められるんではないか心配で離婚を迷っているけど，一人で育てられるか，生活できるか，また子どもにとってはいい父親なのに離していいのか悩んでる人もいます。子どもがいない人は別居している人もいますが離婚は迷っているみたいですね。どうしてですかね，よく分からないです。

K：今は子どものために離婚しているけど，また必ず戻りますっておっしゃってる方もいらしたんですね。そういう気持ちを支えてるものって何だろうって思います。多くの妻のお話を聞いていて分かるのは，根底にあるのって罪悪感なんですよ。一番最初のところですけどね，自分が何かをしてあげられなかったとか，日本人特有の，妻として支えてあげられなかったとか，こうしてあげれば良かったんじゃないかとか，そういう罪悪感がすごく強くて，ただそれと「加害者家族」っていう世間の荒波を受けることを天秤にかけて，すごく迷って結局は子どものために名前を変えたいから別れるっていう方も多いですけれど，私はその「罪悪感」をすごく妻から感じるんです。

F：たしかにそうですね。自分が悪かったのかなあって言ってますよね。

参加者：そうですよね。

K：私も母親の会に出てて，自分がどういう立場で，立場というかどういうスタンスでいたらいいんだろうと最初の内は思い悩んでいました。たとえば女性ってね，生まれてきてから一番最初は親に従って生きていて，その次は夫に従って生きて，その次は子どもに従って生きるっていう，3つに従って「3従の人生」を歩むっていわれるんですよね。妻の立場の場合は夫に従って，母親の場合は息子に従ったりしているわけですね。確かに「加害者家族」ではあるけど，予期しない降って湧いたような話なわけですから被害者な部分もあって。その中で「女性として」「一人の人間として」，今後どうやって生きていくかっていうところを私は着眼点にして欲しいって思っています。ですから母親の会でも，回復っていうことを考えると，遠い道のりなんですけれども，息子と切り離して一人の人として，どういう人生を歩めるかっていう，そこに立った時に母親は「回復」したのかなって思えるんです。何かに従うっていうことは決して悪

いことではないけれども，従ってる以上はとても縛られていて，外からやって来たモノに翻弄されながら生きるっていうことになりがちです。そうではなく自分の足で立って，自分の人生を歩んでいくっていうことが回復かなあと，私はそういう風に思いながらやってますね。

N：私たちもね，同じこと考えたね。

A：母親は，母親であることをやめない。やめられない。それが「業」なのだと言っています。その位置にいたいのだと思います。心配していたい。分かち合いたい。それで自分の存在を感じているんじゃないかと思ってしまいます。

S：その部分が犯罪と絡んでなければ一生そのままでも問題はないと思いますけどね。問題がないかどうかは分からないですけれど，少なくともちょっと変わった人だなで済むと思います。

司会：何か一見真面目なのに，今の話を聞いてると家族も本人も全部真面目なのに，なぜ性犯罪という一番やってはいけないことをやるんですかね。

K：でも，ちゃんとした夫婦関係もあってだけどそっちに走っちゃう人とかもいるじゃないですか。要するに私たちが話を聞いていてスイッチオン・オフにできるっていうのは，男性の性に関して絶対に分からない部分があるからなんです。そして，分からないからいいやってちょっと脇に置いておける部分があって，その分からないっていうところがそこなんですよね。ちゃんとした相手がいるのにどうして犯罪にまで走っちゃうんだろうって，本当に答えが出ないです。分からないです。

S：どうなんですか？

司会：私ですか……？　どうなんでしょうねえ。結局でもそこの中でも我慢してるから，そこの中で解消されない思いみたいなのがあってっていうのはあるんだと思うんですけどね。私もちょっと分からないです。

K：解消されないってどういう「解消されない」ですかね。要するに性欲として解消されないのか，何が解消されないんですか。

司会：結局自分の思いを言えないとか，何かその中でフラストレーションが溜まってくるところがあるんじゃないですかね。

N：じゃあやっぱりちゃんと自分の思いが言えるように育てなきゃだめだってことですよね。世の中たくさんの男性がいるのに，そうじゃない人と犯罪の人と分かれる，何が違うのっていうのを見た方がわかりやすい。

司会：そうですね。

K：あとはギャンブル依存症の方とかだと，パチンコの音を聞くとすごいドキドキするとかあるじゃないですか。それと同じように盗撮とかする人が，カメラを見たり，電車に乗ったりするとすごいドキドキして，それが脳の神経伝達物質に影響してるのかなあって思うことがあるんですね。

司会：そういう条件付けみたいなのありますよね。

K：ありますよね。

司会：次からそれがやりやすくなっちゃうっていうのはあるかもしれないですけど。そこに行くきっかけが何なんでしょうか。

K：そうですね。何でギャンブルに行くのかって，そのきっかけもよく分からないじゃないですか。生い立ちだったり縁だったりするわけだから，そこのところですよね。何で性の犯罪にいっちゃったのかっていう，きっかけというか。

N：でも本当に病気なのかなあって思わないですか？

司会：どうなんでしょうね。

N：治療ですからで囲われちゃうのってどうなのかなと思います。

K：分かります。すごく分かります。すごく思いますそれは。

S：治療で，ある意味守られてたりとかすると，被害者のことを考えた時に，被害者はそういうのないから，何かアンフェアなものを感じたりする時があります。

司会：やっぱり女性としてはそういう風に思うんですか。性的問題行動が止められないって，たとえばギャンブルとか薬物が止められないっていうのと，依存症としては同じじゃないですか，症状としては。でも同じには考えられないわけですよね？

S：そうですね。

N：同じには考えられないですね。

K：被害者がいるっていうことはやっぱり大きいですよね。

司会：そうですよね。

N：でもたとえば司会者さんの娘さんが少し大きくなって，実はその娘さんに悪戯した方が治療に来ましたとなったらどうですか？

司会：うーん，自分はやっぱり許せない。

N：そうですよね。皆そうやって置き換えたら嫌かもしれないですね。

K：本音のところで言うと，本当は病名なんかつけないで欲しいし，刑務所にずっと入ってて欲しいっていうのはあるんですよね。ただ実際のところ「性嗜好障害」っていう病があるわけですから，本当に治療で治るならっていう思いはありますよね。

N：そうです，そこですよね。

A：母親も，できるなら薬は飲ませたくないと思っているようです。息子が普通に結婚して父親になってくれるという夢を持っていますし。

N：普段はどうなんですかね。そういう話したことなかったですね。

S：フロアにいて，感じるんですけど人権の壁があって，本当は強制的に薬を飲んでもらいたいっていう気持ちはあるけど，それをやったらもう人権無視になってしまいます。だけど被害者の人権は，とかいろいろ考えたりしていると，複雑な気持ちになります。他の国だったら強制的に去勢してしまうような国もあるけど，それはその国では人権無視にはあたらないからですよね。日本でそれをやってしまったら人権侵害とかになってしまう。どっちが正しいとも言えなくて。もしかしたら去勢は感情的なサディズムなのかもしれないっていうことも思います。

司会：やはりそれ位感覚としては許せない？

S：犯罪行為の種類によってはですけど，この人はもう性行為そのものができない方がいいんじゃないかって思う人はいますよ。その人が発言する内容によっては，非常に憤りを感じることはよくあります。

司会：厳しいですね，皆さん性依存症の人に対しては。

N：この方たちが，もしひとりぼっちだったらどうなるんだろうね。皆家族いる

じゃないですか。ほとんどの人がね。
S：ほぼ全員います。
N：必ず守ってくれる方がいるじゃないですか。そういう立場にない人はどうなるんだろう。お母さんがいたり奥さんがいたり，他の依存症の人は全く一人っていう方がいるけど，やっぱり誰かが助けてくれるって大きいのかなあと思います。
F：アルコール依存症の人は，離婚されている人がすごく多いですね。そう考えると何で離婚しないのかなって本当に思いますね。いくら罪悪感って言ってもね。
S：ご本人の会でも，離婚しそうなんですって言って泣きそうになる方がたまにいらっしゃるですが，何で妻が自分から離れていくかわからない，みたいな発言があると，何で分からないんだろうって不思議に思います。
K：その夫婦の間では，そんな感覚なのかな。こんなこと位では別れないっていう感覚があるのかなあって。
F：分からないですね。
司会：自分に被害がかからないからっていうことですか？
F：暴力とかは聞かないですもんね。暴力をふるわれたっていうのは一度も聞かないですね。
N：聞かないよね。だからそういうので，優しいところもあるからちょっと病院行ってみようかなみたいなふうになるんでしょうか。
F：そうですね。SFG妻の会でも真面目で優しくて，そんな人ばっかりですね。
N：これが自分の子に手を出す旦那とかだったら別れるでしょうね。
F：確かにそうですね。
S：でも，小さいお子さん持ってたりすると，働けなかったりする方も多いじゃないですか。
K：あといろんなことに悩みすぎていると，妻の精神的エネルギーレベルが下がってしまっていて，自分で抜け出すパワーがない。離婚ってすごくパワーが必要じゃないですか。経済的な面とか大きいですよね。それだったら危害が自分に

はまだきてないのであれば，耐えていようっていうかね，そういうこともあるのかなとは思いますね。DVにあっている人なんかは，被害的なことに慣れ過ぎちゃってるっていうのもあって本当は大変なことなんだけど小さいことに感じてしまうということもあったりします。以前，私ではないんですけど，他のスタッフが性依存症の夫をもつ妻に「なぜ別れないんですか」ってさりげなく聞いた時があったんですけど。そしたら妻がいきなり怒り出して泣き出して，こんなに迷って悩んでいるのにそんな簡単に言わないでくださいって。見えていなくてもその根底には葛藤があったり，気持ちとは違う方を選ばざるをえないっていうこともあるのかなあって思うんです。

N：本人ってそこまで分かってるんですかね？

F：私妻の会に来てる人の旦那さんを知らないんで，どう思ってるのかな，ミーティングでどういう風に話してるのかなっていうのを，ちょっと興味があるんですよね。次にやったら，もう次はないから，そん時は別れるとは言ってるけど，何かそう言ってて別れないような気もしますね。

S：SAGで，自分の家族や妻に迷惑かけたからとかいうのは聞きますね。私が違和感を感じるのが，絵に描いたような真面目というか，これを言っとけば真面目に聞こえるんじゃないっていうことを喋ってるように感じます。デイナイトケアにいるメンバーさんは，日常生活を見ることができるのですが，初めは絵に描いたような真面目な発言をするけれど，それがだんだん崩れていくって本音を出すというのを見ることがあります。SAGグループの方はそれがないので，ずっと真面目な発言が続く。私はスタッフとして深い部分まで聞けてる感覚がないんですよね。何かすごく優等生という部分を一生懸命作り上げたものだと思うんですよ。そうでない自分を無視しているんじゃないかな。本当は，そうは言ってもこうしたいという気持ちはまだあるとか，そういう黒い部分を表に出せない印象をうけます。発言だけ聞いてると退屈を感じることもあります。

K：そう考えると，治療の場で関わってる者として，今後そういう人たちに希望はあるのかっていうことになりますね

S：そうですよね，本当にね。

K：何かものすごくむなしくなりますよね。そんなに変わらないのにそれなのにこうして関わっていて，じゃあこの先はあるのか？　という気持ちになりますね。

司会：女性から見て彼らがどういう風に変化したらいいと感じていますか？

N：どうなればじゃなくて，私たちのスイッチオンかオフかだと思います。もうどっかで線を引いてもう治療の対象者，患者様みたいな扱いを心の中でしないと，看護で言うとね「怪我を負った人」位のつもりですね。そうすれば，そう思っちゃえばものすごく簡単なことです。

司会：では基本的に性依存症っていう前提があると，彼らがどのように変化しても女性援助職としてはやはり駄目なんですね。

K：でも最終的に思うのが，やっぱり「再犯をしない」っていうところかなあっていう気がするんですよね。だって色んな性格の人がいて，色んな生い立ちの人がいて，これがもっと世界規模で見た時に，色んな国の色んな育ちの人がいて，そこで性犯罪があるわけじゃないですか。そう考えるとやはり「再犯をしない」っていうこと一つにかけるしかないんじゃないかって思うんです。ですから私なんかも本当僭越なんですけれども，一番最初に話を聞くときに，どういう治療するか説明するところで「あなたの性格うんぬんはいい」と。「とにかく再犯をしないでください」って，そういう言い方をしたりするんですね。再犯しないためのプログラムっていうところを伝える。終身刑がない中で，要するにその人なりに社会に適応してもらうしかないので。「被害者を出すな」と。もう本当その一点をお願いするような気持ちです。

司会：そこはやっぱり大前提ですよね。

K：そうですね。それしかないと思いますよね。

司会：その先は難しいんですかね？

K：その先というのは何があると思いますか？

司会：再犯しないで生きるということと，人格的な変容ということです。

K：私必ずそれ聞くんですよ。たとえばネットのアダルトサイトを見ている時に，

「嗜好はありますか？」って。もちろん「盗撮物・痴漢物が好きです」って言う方もいるんですけど，結構一般的なアダルトサイトを見てるっていう方多いんですよね。

N：じゃあ何で行動を起こす時にはそういうものになっちゃうんだろう？

K：それはネットに接続すれば見れるっていう感じなので手ごろなんではないでしょうか。

S：アンダーグラウンドの世界だと，それでも通用しちゃうっていう部分があって，それで通用する仲間がいます。それは需要と供給がマッチしてる世界として，犯罪にならないっていう世界感は確かにあると思うんです。その世界を昼間に持ってくるって言うとちょっと語弊があると思うんですけど，やはり法律に引っかかっちゃって，それを相手がOKとしていなければ犯罪ですよね。そこがちょっと線引きが難しいところだと思う。アンダーグラウンドの中だけでやってれば良かったんだけど。痴漢交流サイトとかそうですよね。

K：ありますよね。きっとそういう世界っていうのはもっと昔からあって，売春防止法とかあるじゃないですか。女性が性を売るっていう，需要と供給というのがあって成り立っている社会が日本にはあるということなんですよね。日本から出国したら女性買ったりとかね，そういうことってあるじゃないですか。

A：痴漢されても毅然とされていたら面白くないから，弱そうな女の子を見つけて触る。支配欲を満足させてくれる弱者を見つける。過去に苛められたことへの仕返しみたいなことでしょうか。

司会：何かコミュニケーションがうまくとれない人間関係障害なのかなと思います。別に相手に同意を得ないで触ればいいし，盗撮も相手に同意を得ないじゃないですか。結構男性って付き合うとかも大変だし，付き合った後にセックスするって結構コミュニケーション能力を使うじゃないですか。そのコミュニケーションを全部抜きにすると，性犯罪になるのかなっていう話は結構出るんですけどね。その男性としてめんどくさいコミュニケーションもちゃんとやった方がいいのかなと思うのですが。

K：反面，ものすごくそういう追及する部分もあり，もう反面ではもっとすごく

軽いんじゃないかって思ったりするんですよね。ただの遊び半分なんじゃないのっていうっていう感じがします。たとえば痴漢だったら，たまたま手が触れちゃったから，何も言わなそうだから触ってみちゃったとか，ものすごく軽視するというか，そういうことを軽く軽くやってるだけなんじゃんないかっていう気持ちもないでもないですよね。生い立ちだとか何だとか深いところではなくて，もっと一般化していて軽いんじゃないのっていう感じもしなくもないですね。そう考えると嫌になってきますが。

司会：関わってる女性の人とか，奥さんとかとは対象者って，やはり全然別の存在としてあるわけですから。

N：男性から見るとどうなんですか？

司会：やはり性犯罪とか性依存症っていう経歴がある前提で関わってるから，そういう人とは友達にはなれないですね。

N：そういう友達がいたとしても？ 自分の大学の友達がそうだったとなったらどうしますか？

司会：そうなったら付き合いはしますけどね。普通になんでしょうね，スタッフとして関わっているという分には，一見大人しいし真面目だしというところは，関わりやすかったり話しやすかったりするっていうのはあるんですけど，やっぱり女性スタッフと一緒で，一線は引いてますよ。

K：でもそれが反対に，私たちは女性として，たとえば売春してる友だちがいますとか，そうなったら付き合いますか？

A：そこに至った状況とかは気になりますが。私，結構いいんじゃないと思う。自分は関係ないから別に。

F：そうですね。そう言われると。

S：自分が被害に遭わないからいいかなっていう。

司会：痴女はどうなんです？

K：うーん，そうだとすると女性に対して私たちって寛容なのかな。どうなんですかね。

S：痴女でも，少年相手だったりすると……。

K：でもそれを治療できる機関があるって聞いたら，オススメとかします？
F：そうすると，今のSAGの人も治したいと思ってるかどうかは分かんないよね。
K：家族が安心するからとかね。
N：そうなるとその家族がいなくなったりしたら，どうなんだろうね。
K：家族がいない人っていないですもんね。
N：もし天涯孤独になったら，困る人もいないからってやっちゃうのかな？
K：分かんないですよね。治療には来ないと思います。
N：となると，そういう風に自分を守ってくれる人がいることが，治療の第一歩ということ？
K：そうなりますよね。治療に繋げてくれる誰かがいる。
N：いるから，それがいなかったら……別にいいってことですよね？
A：家族には治療の協力者としての役割があるということですね。
N：性依存症の方たちの同年代の人たちはどう思ってるんでしょうか？ 20代とか30代の性依存症の方の周りの友達とかどう思ってるんでしょう？
A：どう思ってるんでしょうか。たくさん友達がいる印象はないですね。
S：話を聞いてもあんまり聞かないかな。
K：できないとしても，今は風俗とかあるわけじゃないですか。まあ，風俗通い過ぎて経済的に破綻いうのも性依存症の一つですけども。でもできないからといって性犯罪にいくかっていったらまたそれも違うと思う。きっかけではあるかもしれないですけどね。
N：性の捌け口っていう言い方変だけど，だったら奥さんとかと彼女とかと，セックスがなくとも違う人と付き合ってる人いるじゃないですか。それはそれでもう犯罪でも何でもないわけじゃないですか。それはやっぱり需要と供給ってことですか。相手がどう思うかっていうことですかね。
K：あとは困ってる人がいるかどうかじゃないですかね。それで奥さんがすごく困っていて，そしたらやっぱよくないですし。必ずその困っている範囲をお話するようにしてるんですけども。本人だけが困ってるんですか？ 家族ですか？ 社会が困ってるんですか？ って。はっきりとたて分けられるわけじゃ

ないけれど，たとえばマスターベーションが止められないっていうのはご自身だけの困った話です。そういう方もいますね。社会が困るっていうのは犯罪だったり，会社を欠勤しちゃってるとか，あと家族が困るっていうのは不倫で不特定多数の人と付き合うとか，妻は困り果てています。

司会：じゃあ，そろそろまとめに入りましょうか。何か言い残したことはございませんか。

N：一般で会うなら一緒にはいないけど，ここで治療者としてだったら，病気の人を診るっていう視点で付き合っていくしかないかなあとは思います。

司会：そういうスタンスですね。

N：病気の人を診ていく，回復の手助けをする。

K：基本的には治って欲しいです。社会適応っていう意味で治って欲しいということです。被害者を出したくないので，それの手助けをしていると私は思ってます。それがなかったらこの仕事はできないと思います。

司会：はい。では，今日はどうもありがとうございました。これで座談会は終了したいと思います。

おわりに

——榎本　稔（榎本クリニック）

　本書は，わが国の「性依存症の治療」に関するはじめての成書である。
　これまで，諸外国から紹介された訳書や治療や処遇についての紹介は数多くみられるが日本では散見される程度である。「性依存症」は，まだ日本では認知度が低く，治療も限られた専門機関でしか扱われていない。本書は，「性依存症」の概念として統一したが，性嗜好障害，性嗜好異常，さらに性犯罪等の概念としての差異やオーバーラップした部分もあり，本書では各執筆者の意向に委ねている。
　本書は，はじめに榎本稔が「性の歴史」から説き起こしている。「進化生物学の視点」，「ギリシャ神話」，「源氏物語」からはじまり，フランス，アメリカ，日本へとすすんで，愛と性の歴史を幅広く紹介している。
　原田隆之先生は，「諸外国の性犯罪最新治療とエビデンス」について，幅広く紹介している。特に，「性犯罪への認知行動療法」と「リプラス・プリベンション」について力説しており，先生自身が臨床の場でも実践している。
　藤岡淳子先生は，「日本における性犯罪再犯防止プログラムの現状と課題」のテーマで日本における法務省，保護観察所や民間での心理教育プログラムの重要性を述べ，地方自治体や地域社会の一本化した支援体制が必要であり，家庭および学校教育の中に取り入れられていくことが望ましいと書いている。
　斉藤章佳先生は，医療機関での治療と家族支援について，先生の臨床経験から滲み出た治療プログラムと家族プログラムについて詳述している。
　深間内文彦先生は，「性依存症の薬物療法」を人間の性行動に関する生物学的メカニズムから説き起こしている。そして，薬物療法の基本的な考え方を述べ，

海外と日本における薬物療法の実際について書いている。

阿部惠一郎先生は,「子どもの性加害と被害」について,実に詳細に述べている。性的問題に関する歴史的変遷,処遇の歴史からはじまり,子どもの性的問題行動が被虐待経験に根差しており,その事例を先生の臨床経験から呈示して,治療的アプローチを述べている。

つぎは,裁判員裁判との関連で取り上げられている。

性依存症者の行動は,しばしば,性犯罪行為となり逮捕され,裁判となる。ここで,性犯罪の加害者と被害者という対立する局面が問題となってくる。

平山真理先生は,「性犯罪と裁判員裁判——『市民感覚』が性犯罪問題をめぐる議論で果たす役割」について述べている。裁判員裁判制度が,2009年5月より導入され,性犯罪については厳罰化の傾向がみられ,量刑が重く(長く)なったと書いている。そして,性犯罪事件裁判の被害者への配慮がボトムアップされ,さらに,加害者の更生を今後どう考えていくのか問題提起されている。

つづいて,小橋るり先生は,弁護士として,実際に強盗強姦既遂事件での裁判員裁判において,加害者の弁護を担当した具体例について述べている。最後に,被告人Bの性犯罪行為のあまりの多さ(13人以上)は,弁護人らの想像の域を超えており,性依存症という言葉に行き当たったと述べている。さらに,性依存症の治療的アプローチが軽視されれば,懲役という矯正方法には限界があると締めくくっている。

性犯罪と裁判員裁判の最後には,斉藤章佳先生が,「性犯罪(裁判員)裁判における司法サポートプログラムの果たす役割」について書いている。性犯罪者の地域トリートメントとして,弁護人からの依頼があれば,加害者との面接,裁判への出廷や意見書の作成,弁護人および裁判員にわかりやすく性依存症の概念を説明したりする。裁判後は,クリニックの医療プログラムに導入し,加害者本人および家族を治療・教育する。

安田美弥子先生は,SAGミーティングに参加して,「性依存症と性の発達」について書いている。性依存症者は幼少期から性的問題行動が生じており,親子関係の特異さに注目している。彼らの自己評価の低さ,共感性の欠如に女性蔑視等

の特徴をあげ，アルコール依存症の夫婦，ドメスティックバイオレンスの加害者との類似性を指摘している。

「インターネット（SNS）と性犯罪および性依存症」について斉藤章佳先生は警鐘を鳴らしている。

これまでは，性依存症（性犯罪）の加害者について書かれてきたが，ここでは，浅野敬子先生と小西聖子先生が「性暴力被害者の支援と治療」について書いている。被害女性の申告は最も低く，暗数が大きいことをあげ，被害女性の心理，症状，PTSD について述べ，治療支援の困難を述べている。

大沢寿道先生は，「性犯罪被害者支援（弁護士の立場から）」について，通常の刑事裁判との差異があり，被害者参加があることを述べた後，民事裁判や損害賠償命令の手続きがあることを示唆し，弁護士会の性犯罪被害者のための無料電話相談を勧めている。

最後に，「禁酒法」について述べてみたい。

19世紀末，米国は工業化，都市化が進み，工業生産は世界第 1 位になった。肥大化した都市に流入する労働者は，酒を飲み，酒におぼれていった。米国北東部はピューリタンの伝統が強い地域で，厳格な道徳意識，倫理観をもっていた。このような地域では，飲酒することは，不道徳な行為，神の教えに背く行為，一種の悪とみなされたのである。

20 世紀初頭は，米国史における改革主義の時代であり，「禁酒法（1920〜33）」がつくられ，実施された。しかし，酒の消費量はかえって増え，もぐり酒場が登場し，酔っ払い運転は 5 倍にも増え，ギャング組織が暗躍したのであった。高貴な実験としての禁酒（法）は，結局のところ失敗に終わった。第 2 次世界大戦後，世界超大国となった米国では，アルコール問題が急増し，その対策を医療の手に委ねることになった。1951 年，ジェネリックは，「アルコホリズムは一つの疾病である」とのキャンペーンを主導した。

アルコール問題の医療化が進み，1977 年エドワーズによって「アルコール依存症」の用語が提唱され，WHO では，「アルコール関連障害」，「アルコール関連問題」の用語を提唱した。

現在，アルコール関連問題，アルコール依存症は，WHO の ICD-10（精神および行動の障害・臨床記述と診断ガイドライン，10 版）の中に，「アルコール使用による精神および行動の障害」として，また，米国精神医学会の DSM-Ⅳ-TR（精神疾患の分類と診断の手引き，新訂版）の中に，「アルコール関連障害」として定位されている。

日本では現在，アルコール問題は精神医療の枠組みで治療・ケアされている。

ひるがえって，性依存症あるいは性犯罪問題は，懲役という矯正方法だけでは限界があり，再犯を防止することは困難を極めている。今後は，精神医療的なアプローチとの連携が必要となってくると考えている。

擱筆

編著者略歴

榎本　稔（えのもと　みのる）

1935（昭和10）年　東京都生まれ
1957（昭和32）年　東京大学教養学部理科二類修了
1961（昭和36）年　東京医科歯科大学医学部卒業
1969（昭和44）年　成増厚生病院副院長
1975（昭和50）年　山梨大学保健管理センター助教授
1988（昭和63）年　東京工業大学保健管理センター教授
1992（平成4）年　榎本クリニック設立，院長
1997（平成9）年　医療法人社団榎会・榎本クリニック理事長

医学博士（社会精神医学専攻）。日本精神神経学会理事，日本精神衛生学会理事，日本社会精神医学会理事，日本デイケア学会理事，日本学校メンタルヘルス学会理事，日本外来精神医療学会名誉理事長，東京精神神経科診療所協会理事，日本「性とこころ」関連問題学会理事長，全日本断酒連盟顧問，日本「祈りと救いとこころ」学会理事長等を歴任。

著　書

『榎本稔著作集Ⅰ　社会・文化精神医学1』（2005年）日本評論社，
『榎本稔著作集Ⅱ　社会・文化精神医学2』（2005年）日本評論社，
『榎本稔著作集Ⅲ　アルコール・薬物依存症』（2005年）日本評論社，
『榎本稔著作集Ⅳ　社会・文化精神医学3』（2012年）日本評論社，
『かくれ躁うつ病が増えている―なかなか治らない心の病気』（2010年）法研，
『依存症がよくわかる本』（2007年）主婦の友社，
『アルコール依存症―回復と社会復帰』（1992年）至文堂，他多数

執筆者一覧

阿部　惠一郎（あべクリニック）
淺野　敬子（武蔵野大学大学院人間社会研究科）
藤岡　淳子（大阪大学大学院人間科学研究科）
深間内　文彦（榎本クリニック）
原田　隆之（目白大学人間学部）
平山　真理（白鴎大学法学部）
小橋　るり（葉月法律事務所）
小西　聖子（武蔵野大学人間科学部）
大澤　寿道（東京ヴェルデ法律事務所）
斉藤　章佳（御徒町榎本クリニック）
安田　美弥子（東都医療大学）

性依存症の治療
――暴走する性・彷徨う愛――

2014年6月30日　発行
2014年12月10日　二刷

編著者　榎本　稔
発行人　立石正信
発行所　株式会社 金剛出版
　　　　〒112-0005　東京都文京区水道1-5-16
　　　　電話 03-3815-6661　振替 00120-6-34848

装　丁　臼井新太郎
装　画　小澤有希子

印刷製本　音羽印刷

ISBN978-4-7724-1377-0　C3011　　　　Printed in Japan ⓒ 2014

子育て支援ガイドブック
橋本和明編　発達障害，虐待，家庭内葛藤，非行，いじめで停滞した「むずかしい子育て」をできることから解決する〈方法としての子育て技術〉リソースブック。　　　　　　　　3,700 円

臨床現場のフォーカシング
アン・ワイザー・コーネル著／大澤美枝子，木田満里代，久羽康，日笠摩子訳　フォーカシングを臨床実践にどう活かすか。戦略，臨床例，面接場面をとおして，その方法を明快に解説する1冊。　4,200 円

精神医療・診断の手引き
大野裕著　精神科診断は「症状をじっくりと観察する」ことが第一である。DSM-Ⅲ成立からDSM-5出版までの流れを追いながら，著者の精神科医療への思いを綴る。　　　　　　　　　　　　　2,400 円

子どものトラウマと悲嘆の治療
ジュディス・A・コーエン，アンソニー・P・マナリノ，エスター・デブリンジャー著／白川美也子，菱川愛，冨永良喜監訳　子どものトラウマ被害に対する科学的な効果が実証された支援と治療法であるトラウマ・フォーカスト認知行動療法（TF-CBT）のマニュアル。　　　　　　　　　　　3,400 円

マインドフルネス入門講義
大谷彰著　仏教瞑想の方法，ニューロサイエンスによる検証，精神疾患への臨床応用など，臨床技法としてのマインドフルネスと仏教瞑想との対話を試みた最良のテキストブック。　　3,400 円

幸せはあなたのまわりにある
須賀英道著　誰の身近にもある，ありふれた題材を使って，毎日が楽しくなるための方法を伝授する。ものの見方を変えるだけでこんなにも新しい発見があることに驚くだろう。　　　　　2,000 円

臨床家のための精神医学ガイドブック
池田健著　DSM・ICD分類に準拠して事例を提示し，身体疾患，薬物の作用までも解説し，臨床現場での診断／対応例を紹介する実践的な入門書。3,600 円

自閉症世界の探求
ドナルド・メルツァー，ジョン・ブレンナー，シャーリー・ホクスター，ドリーン・ウェデル，イスカ・ウィッテンバーグ著／平井正三監訳　本書はメルツァーの自閉症臨床研究の成果である。これらは精神分析や自閉症の理解においても，重要な研究結果となるであろう。　3,800 円

短期力動療法入門
マリオン・ソロモン，ロバート・ネボルスキー，リー・マッカロー，マイケル・アルパート，フランシーン・シャピロ，デヴィッド・マラン著／妙木浩之，飯島典子監訳　今では米国で大きな流れの一つとして数えられる短期力動療法。本書では，治療法の全体像と今後の展望について解説する。　3,800 円

CRAFT 薬物・アルコール依存症からの脱出
吉田精次・境泉洋著　薬物・アルコール依存症のメカニズムを解き明かし，硬直化した家族関係を変容，緩和させていくための最強の治療プログラム。　　　　　　　　　　　　　2,400 円

セルフ・コンパッション
クリスティーン・ネフ著／石村郁夫・樫村正美訳　本書はセルフ・コンパッションの実証的研究の先駆者である著者が，自身の体験を交えて学術研究の知見をわかりやすくまとめた本である。　3,800 円

認知行動療法 実践レッスン
神村栄一編　慢性化・長期化した難治例や対応に苦慮するクライエント支援のための12の秘訣をエキスパートが伝授する。中上級レベルのCBTを目指すセラピストのための必読テキスト。　3,200 円

やさしいみんなのペアレント・トレーニング入門
リサ・W・コイン＋アミー・R・マレル著／谷晋二監訳　ACTとマインドフルネスで子どもといっしょに楽になるペアレント・トレーニングガイド。　3,400 円

森田療法を学ぶ
北西憲二編著　入院から外来へ，不問から対話へと展開してきた森田療法。その理論的枠組みと具体的な介入法・技法をわかりやすく紹介する。　3,200 円

臨床心理学
最新の情報と臨床に直結した論文が満載
B5判160頁／年6回（隔月奇数月）発行／1,600円／年間購読料12,000円（増刊含む，送料小社負担）

精神療法
わが国唯一の総合的精神療法研究誌
B5判140頁／年6回（隔月偶数月発行／2,000円／年間購読料14,800円（増刊含む，送料小社負担）

価格は税抜表示です